Rosazea – Klinik, Differentialdiagnostik und aktuelle Therapie

UNI-MED

UNI-MED Verlag AG
Bremen - London - Boston

Schaller, Martin:
Rosazea – Klinik, Differentialdiagnostik und aktuelle Therapie/Martin Schaller.-
2. Auflage - Bremen: UNI-MED, 2022
(UNI-MED SCIENCE)
ISBN 978-3-8374-2425-6

Printed in Europe

UNI-MED. Die beste Medizin.

In der Reihe UNI-MED SCIENCE werden aktuelle Forschungsergebnisse zur Diagnostik und Therapie wichtiger Erkrankungen "state of the art" dargestellt. Die Publikationen zeichnen sich durch höchste wissenschaftliche Kompetenz und anspruchsvolle Präsentation aus. Die Autoren sind Meinungsbildner auf ihren Fachgebieten.

Vorwort und Danksagung zur 2. Auflage

Entwicklungen in der Klassifikation und der Therapie der Rosazea haben es nötig gemacht, eine zweite aktualisierte Auflage des Buches zu erstellen. Mein besonderer Dank gilt natürlich den Kapitelautoren. Ohne ihre Beträge wäre das Buch nicht entstanden.

Frau Brigitte Frey organisierte das Herausgebersekretariat. Für ihre wirkungsvolle Unterstützung bei allen anfallenden Tätigkeiten danke ich ihr ganz herzlich. Ebenso Frau Birgit Fehrenbacher für die mikroskopischen Bilder der Demodexmilben und Herrn Oliver Hallmaier, dem Leiter unseres Foto- und Dokumentationslabors sowie der Fotoarchivierung. Er hat ganz wesentlich bei der Bebilderung sowie der digitalen Erstellung mitgewirkt. Nicht zuletzt danke ich dem UNI-MED Verlag für die übersichtliche Druckanordnung und hervorragende Ausgestaltung.

Möge dieses Buch bei der täglichen dermatologischen Tätigkeit in Klinik, Praxis und Weiterbildung von praktischem Nutzen sein.

Tübingen, im Oktober 2022 *Martin Schaller*

Autoren

Dr. Katharina Belge
Im Reinacherhof 53
CH-4153 Reinach BL

Kap. 4.

Prof. Dr. Claudia Borelli
Universitäts-Hautklinik Tübingen
Liebermeisterstraße 25
72076 Tübingen

Kap. 4.

Dr. Tanja Gieler
Univ. Kinderklinik – Kinder-Jugend-Psychosomatik
Feulgenstrasse 8-12
35392 Giessen

Kap. 1.3.

Prof. Dr. Uwe Gieler
Univ.-Hautklinik Giessen
Gaffkystrasse 14
35392 Giessen

Kap. 1.3.

Dr. Lena Gonser
Universitäts-Hautklinik Tübingen
Liebermeisterstraße 25
72076 Tübingen

Kap. 3.

Dr. Katrin Kofler
Universitäts-Hautklinik Tübingen
Liebermeisterstraße 25
72076 Tübingen

Kap. 2.

Prof. Dr. Martin Schaller
Universitäts-Hautklinik Tübingen
Liebermeisterstraße 25
72076 Tübingen

Kap. 1. (außer 1.3.) bis 4.

Inhaltsverzeichnis

1. Einführung

1.1. Historie

Eine der ältesten Darstellung einer Rosazea findet sich in dem berühmten Gemälde von Domenico Ghirlandaio, welches im Louvre in Paris besichtigt werden kann. Es zeigt einen älteren Mann und seinen Enkel. Die Darstellung des Rhinophyms des Mannes sowie seiner extrafazialen Rosazea an der Stirn aus dem Jahre 1480 ist von bemerkenswerter Genauigkeit.

Die ersten wirklich hochwertigen medizinischen Darstellungen von Rosazea finden sich in einem Buch von Thomas Bateman (1778-1821), einem britischen Arzt und Pionier auf dem Gebiet der Dermatologie. In dem berühmten Atlas von Jean-Louis-Marc Alibert (Alibert 1825), dem Begründer der französischen Dermatologie, aus dem Jahre 1825 gibt es eine sehr schöne Illustration einer pustulösen Rosazea (☞ Abb. 1.1).

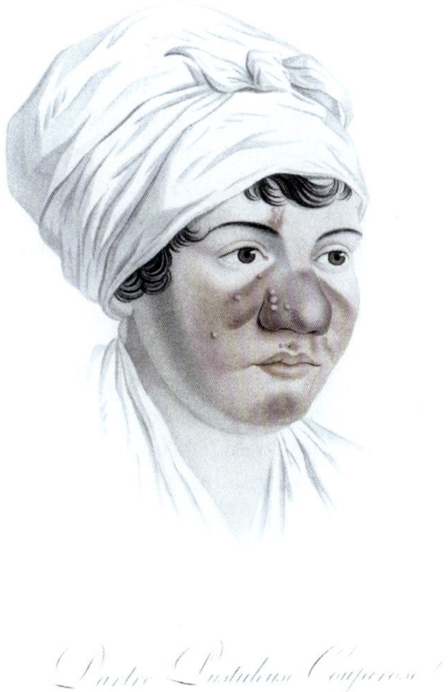

Abb. 1.1: Pustulöse Rosazea einer Frau aus dem Atlas von Alibert 1825. Mit Erlaubnis der Bibliothek der Clinique Dermatologique, Hôpitaux Universitaires de Strasbourg, France.

Nicht unerwähnt bleiben soll der außergewöhnliche Atlas von Ferdinand von Hebra (1816-1880), zu dem Carl Heitzmann, der selber Dermatologe war, die Porträts der Akne und der Rosazea beisteuerte. Sehr wirklichkeitsgetreu werden hier eine papulopustulöse Rosazea und eine glandulär hyperplastische Rosazea mit einem ausgeprägten Rhinophym abgebildet (De Bersaques 1995). Neben zahlreichen Moulagen über die Rosazea etablierte sich die Fotografie ab dem Jahr 1840 (Cribier 2013).

Der erste fotografische Atlas über dermatologische Erkrankungen wurde 1868 in Frankreich von Alfred Hardy (1811-1893) veröffentlicht. Teilweise wurden diese Fotografien, die natürlich schwarzweiß waren, dann mit der Hand nachkoloriert und die Qualität war verglichen mit den Moulagen im selben Zeitraum und oder den lithografischen Platten von Hebra deutlich schlechter. Das erste Buch mit Schwarzweißfotografien von höherer Qualität wurde 1900 von Van Haren Noman, einem holländischen Arzt, verlegt. Der Text war in englischer, französischer und deutscher Sprache gehalten. Dies war auch ein Grund dafür, dass sich dieses Buch rasch in der ganzen medizinischen Fachwelt des frühen 20. Jahrhunderts verbreitete. Diese Fotografien hatten keine farbliche Nachbearbeitung, zeigten aber sehr genau und detailgetreu die Effloreszenzen der Rosazea. Ab dem Jahr 1900 enthielten viele Bücher fotografische Bilder von Hautkrankheiten, aber auch von histopathologischen Befunden. Es dauerte aber bis in die 1950er Jahre, bis die Fotografie vollständig andere Formen der Illustration von Hautkrankheiten ersetzte. Dies lag daran, dass die Qualität der Fotografien lange Zeit deutlich schlechter war als die der gezeichneten Illustrationen und eben die Farbe fehlte, die für die Erkennung von Hauterkrankungen, insbesondere der Rosazea, von enormer Wichtigkeit ist. Die Ausstattung einiger dermatologischer Kliniken mit professionellen Fotografen hat einen enormen Qualitätsschub bewirkt.

1.2. Epidemiologie

Es gibt nur wenige größere Studien zur Epidemiologie der Rosazea.

Diese Studien kommen zu sehr unterschiedlichen Ergebnissen. Das Problem liegt zum einen darin, dass unterschiedliche Definitionen für die Rosazea verwendet wurden, aber zum anderen auch in der Heterogenität der untersuchten Populationen.

So ermittelte eine deutsche Studie 2011 in einer Kohorte von über 90.000 Personen eine Prävalenz von 2,3 % (Augustin et al. 2011) und 2021 bei über 160.000 eine Prävalenz von 2.1 % (Hilbring et al. 2021). Eine in Schweden erhobene Studie, in der 809 Arbeiter untersucht wurde, hingegen eine Prävalenz von 10 % (Berg et al. 1989), und in einer estnischen Studie wurde bei 248 Angestellten sogar eine Prävalenz von 22 % festgestellt (Abram et al. 2010). Die untersuchte Zielgruppe war jedoch 30 Jahre alt oder älter, was die Prävalenz natürlich automatisch erhöht hat, da die Erkrankung gewöhnlich erst ab diesem Lebensalter vermehrt auftritt. Eine aktuellere Studie ermittelte eine Prävalenz von 12,3 % für Deutschland und 5 % für Russland (Tan et al. 2016).

Bei 80 % der Patienten wird die Diagnose einer Rosazea im Alter von 30 Jahren oder später gestellt. Bezüglich der betroffenen Altersgruppen und des betroffenen Geschlechts zeigen sich Unterschiede:

- Frauen erkranken ab dem Alter von zirka 35 Jahren und haben die höchste Prävalenz im Alter von 61-65 Jahren.
- Bei Männern erhöht sich das Vorkommen erst ab dem 50. Lebensjahr deutlich mit der höchsten Prävalenz im Alter von 76-80 Jahren.
- In seltenen Fällen können auch Kinder betroffen sein, aber wahrscheinlich ist die Erkrankung im Kindesalter unterdiagnostiziert.
- Einige Studien zeigen eine erhöhte Rate an weiblichen Betroffen. In anderen Studien ist eine gleichmäßige Geschlechtsverteilung nachweisbar.

Der hellhäutige keltische Typ (Fitzpatrick I-II) ist im Vergleich zum südländischen dunkelhäutigen Typ häufiger betroffen. Aber auch bei Patienten mit Hauttyp IV-V nach Fitzpatrick tritt diese Erkrankung auf, wird aber häufig nicht diagnostiziert. Eine Augenbeteiligung wird je nach Studie in 3-58 % der von kutaner Rosazea betroffenen Patienten beobachtet. Einen zumindest anfänglich ausschließlich okulären Befall zeigen 20-30 % der Patienten (Reinholz et al. 2013). Wichtig ist, dass Kinder mit Rosazea häufig oder ausschließlich an einer okulären Rosazea vom höheren Schweregrad leiden.

Einige seltene Sonderformen haben eine eindeutige Geschlechterverteilung. So bevorzugt der Morbus Morbihan das männliche Geschlecht, während die Rosacea fulminans ausschließlich bei jungen Frauen gesehen wird.

1.3. Krankheitsverarbeitung und psychosoziale Beeinträchtigung durch Rosazea

1.3.1. Der Fluch der Kelten

Die Rosazea wird im deutschen Sprachraum häufig als "Fluch der Kelten" bezeichnet; vermutlich, da diese Bevölkerungsgruppe im Gegensatz zu den Germanen genetisch besonders prädestiniert war, eine Rosazea und Gesichtsrötungen zu entwickeln. Die Kelten und ihre hochstehende Kultur wurden lange Zeit nicht beachtet und so gibt es möglicherweise auch eine Parallele, da die Rosazea erst in den letzten Jahren mehr in den Fokus der wissenschaftlichen und auch psychodermatologischen Aufmerksamkeit gelangt ist.

Die Rosazea wird von den Betroffenen nicht selten als Fluch erlebt, so dass der Ausspruch im doppelten Sinne eine Wahrheit enthält. Obwohl Klaber und Wittkower schon 1939 (Klaber, Wittkower 1939) auf die psychosozialen Zusammenhänge bei der Rosazea hingewiesen haben und auch Plesch (1951) in einer Rorschach-Studie auf psychosomatische Aspekte hinwies, später von Withlock (1961) erneut die psychischen Belastungen durch die Rosazea postuliert wurden, blieb die wissenschaftliche Beschäftigung mit der Rosazea im Hinblick auf psychosoziale Zusammenhänge lange Zeit eher randständig (Blount, Pelletier 2002).

Erst durch die Studien zur Lebensqualität (Staudt et al. 2002) wurde deutlich, dass Rosazea eine hohe Einschränkung der Lebensqualität bedeutet. Heute wird davon ausgegangen, dass Rosazea mit Ängsten, verringertem Selbstbewusstsein und Selbstzufriedenheit einhergeht und leicht zu Depression, sozialen Ängsten oder zur körperdysmorphen Störung führen kann (Bikowski et al. 2004; Elewski 2009; Elewski et al. 2011; Garnis-Jones 1998; Johnston et al. 2018; Kligman 2004; Landow 2005;

Moustafa et al. 2014; Plewig & Jansen 1997; Powell et al. 2005).

In den letzten Jahren sind die Belastungen durch Stigmatisierung und die damit einhergehende psychosomatischen Komorbitäten verstärkt in den Blick gerückt (Oussedik et al. 2018) und auch Ansätze die Entstellungsproblematik durch ein umfassendes Therapiekonzept zu verbessern sind mehr in der medizinischen Aufmerksamkeit.

1.3.2. Rosazea und Lebensqualität

Die Einschränkung der Lebensqualität durch die Rosazea ist evident. Alle vorliegenden Studien, die die Rosazea hinsichtlich der Lebensqualität miterfassen zeigen, dass die Rosazea zwar nicht an erster Stelle der Beeinträchtigung in der Lebensqualität steht, jedoch mit der Akne und ähnlichen Erkrankungen, die sichtbar sind, durchaus auf einer Stufe steht (Cresce et al. 2014) und im Vergleich zu Gesunden jeweils eine vermehrte Einschränkung aufweist (Chodkiewics et al. 2007, Salamon et al. 2008, Huynh 2013). Außer der Erfassung der Lebensqualität, die meist mit dem DLQI oder dem Skindex 32 durchgeführt wurden, kann die Lebensqualitat auch durch die "*Willingness to pay*" erfasst werden. Hierbei werden die Betroffenen befragt, wieviel Geld sie investieren würden, um eine Therapie zu erhalten, die die Krankheit zum Verschwinden bringt. Die Autoren einer solchen Studie (Beikert et al. 2012) konnten zunächst an den erhobenen 475 Patienten demonstrieren, dass die Einschränkung durch die Rosazea offenbar ebenso deutlich ist wie im Vergleich mit der Vitiligo. Bei der Vitiligo fanden sich 24,6 % schwere Einschränkungen der Lebensqualität während Rosazea-Patienten nur 11 % solche schwerwiegende Reaktion aufzeigten.

In einer Metaanalyse zur Beeinträchtigung durch die Rosazea fanden Moustafa et al.. (2014) in 17 ausgewerteten Studien jedoch eine deutliche Erhöhung der Beeinträchtigung bei Rosazea-Betroffenen.

Eine Verbesserung des Schweregrades in der topischen Therapie mit Brimonidin korreliert offenbar ebenfalls sehr stark mit der Verbesserung der eigenen Attraktiviät (Fowler et al. 2015). Ebenso konnte bei einer Verbesserung unter einer Azelainsäure-Therapie entweder allein oder in Kombination eine unabhängig von der Therapiewahl verbesserte Lebensqualität unter der Behandlung gezeigt werden (Fleischer und Suephy 2005). Dies ist auch in der systemischen Therapie mit Doxycyclin gezeigt worden (Baldwin 2010). Unter einer Therapie wie z.B. die Therapie mit dem gepulsten Laser bei Teleangiektasien scheint sich bei Erfolg der Therapie ebenfalls die Lebensqualität zu verbessern (Menezes et al. 2009).

Inzwischen wurde von Abramova et al. (2004) und Nicholson et al. (2007) ein Rosazea-spezifischer *Quality-of-life*-Fragebogen mit 19 Items entwickelt (Rosa-Quol), mit dem Skindex 12 korreliert und an 59 Patienten mit Rosazea validiert. Dieser diagnosespezifische Lebensqualitäts-Fragebogen bezieht sich konkret auf die Auswirkungen der Rosazea auf die Lebensqualität und soll nach Symptomverbesserung eine bessere Lebensqualität zeigen. Harper et al. (2018) setzten den Rosa-Quol bei 409 Patienten ein und fanden abhängig vom Schweregrad das Gefühl von mangelnder Attraktivität und einen negativen Einfluss auf die Lebensqualität, die mit dem Schweregrad korrelierte.

Viele Menschen, die an Rosazea leiden, suchen gar keinen Arzt bzw. Hautarzt auf. Offenbar scheint der subjektive Leidensdruck der wesentliche Faktor zu sein, der eine Vorstellung beim Hautarzt bedingt. 70 Patienten mit Rosazea, die einen Dermatologen aufgesucht haben, wurden in einer Studie mit 56 Menschen verglichen, die ebenfalls Rosazea hatten, aber noch keinen Arzt aufgesucht hatten. Es zeigte sich, dass der subjektiv empfundene Schweregrad auf einer VAS-Skala (Visuelle Analog-Skala) zwar mit Symptomen der Depression, aber nicht mit der Symptomschwere der Rosazea korreliert. Beide Gruppen hatten gleich schwere Rosazea. Offenbar sind vor allem die subjektiven Symptome wichtig, ob eine medizinische Behandlung angestrebt wird (Abram et al. 2009). Andere Studien zeigen durchaus eine Korrelation zwischen der Lebensqualität und der Schwere der Rosazea sowie von anderen sozialen Variablen auf (Aksoy et al. 2010). Die Wahrnehmung des "*Blushings*", also der vorübergehenden Rötung, die oft mit Schmerzen und Hitzegefühl verbunden ist, scheint vermehrt mit sozialen Ängsten und Depression einherzugehen, wie eine andere Studie mit 31 Rosazea-Patienten und 86 gesunden Kontrollen darstellen konnte (Su und Drummond 2012).

Bei Befragungen von Betroffenen werden Sonne und Stress neben Hitze als häufigste Auslöser der Rötung angesehen (National Rosacea Society USA 2013; ☞ Abb. 1.2).

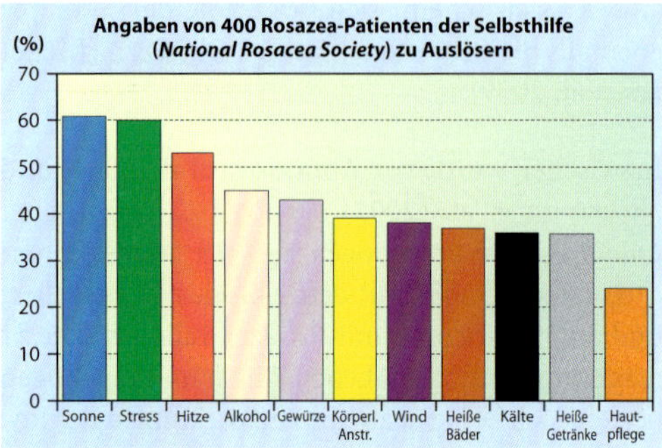

Abb. 1.2: Auslösefaktoren aus Sicht der Betroffenen (nach National Rosacea Society, USA, 2013).

Im von Galderma initiierten Burden 1.1-Report wurden 193 Rosazea-Patienten mit 185 Psoriasis-Patienten, die eine Gesichtsbeteiligung aufwiesen, verglichen. Interessanterweise unterschieden sich die beiden Krankheitsbilder kaum in der Beeinträchtigung durch die Erkrankung. Etwa 70 % aller Patienten waren durch den Eindruck, dass ihre Erkrankung sofort von Anderen gesehen wird, beeinträchtigt und ca. 60% waren in irgendeiner Weise in ihrem Alltag eingeschränkt.

1.3.3. Rosazea und Stigmatisierung

Die Rosazea ist bekanntlich eine chronische, entzündliche Hauterkrankung, die in Schüben verläuft. Die Betroffenen registrieren zunächst die *Flush*-artig auftretenden Symptome und versuchen, mit diesen Veränderungen zu leben, obwohl sie sehr schnell psychisch darunter leiden. Spätestens wenn sie vielleicht zufällig auf die Rötungen angesprochen werden, beginnt ein Teufelskreis aus Verdrängen der Betroffenheit, Versuchen, die Reaktionen vor sich selbst und anderen zu bagatellisieren und je nach vorhandener Coping-Strategie mit Lebensproblemen umzugehen, entsteht eine individuelle Verarbeitung. Stigmatisierungsgefühle sind multifaktoriell in ihrer Entstehung. Bei Patienten mit körperdysmorpher Störung stehen sie im Vordergrund der Erkrankung mit einer hohen Diskrepanz zwischen subjektiv empfundener Entstellung und der Einschätzung von neutralen Personen. Bei der Rosazea sind Komorbiditäten mit körperdysmorpher Störung bisher nur selten beschrieben worden (Cohen et al. 1991). Neben Persönlichkeitsvariablen wie einem extrinsischen oder intrinsischen Krankheitskonzept sind vor allem der Umgang mit Selbstunsicherheit und allgemeinen Ängsten beeinflussende Faktoren zur mehr oder weniger guten Bewältigung der Rosazea (Puchalski 1984).

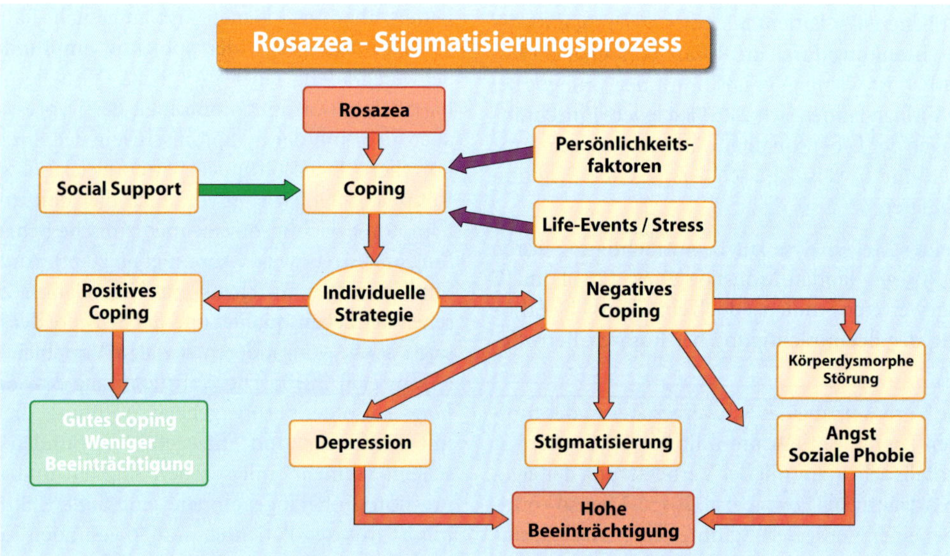

Abb. 1.3: Einflussfaktoren auf die Schwere der Stigmatisierung bei Rosazeapatienten.

Einschätzungen über das gezeigte Gesicht	Gesicht mit Rötung	Gesicht ohne Rötung
	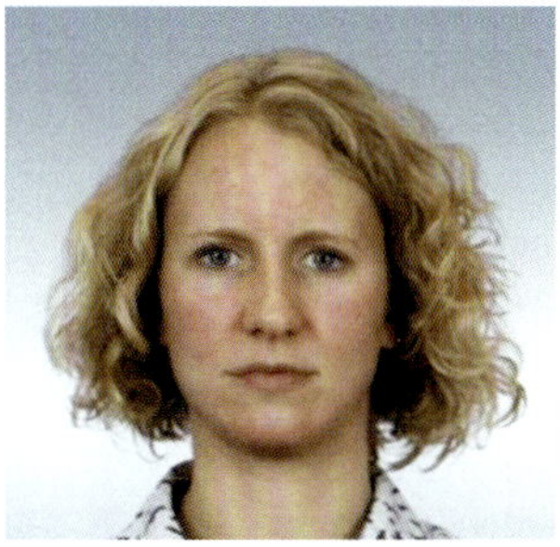	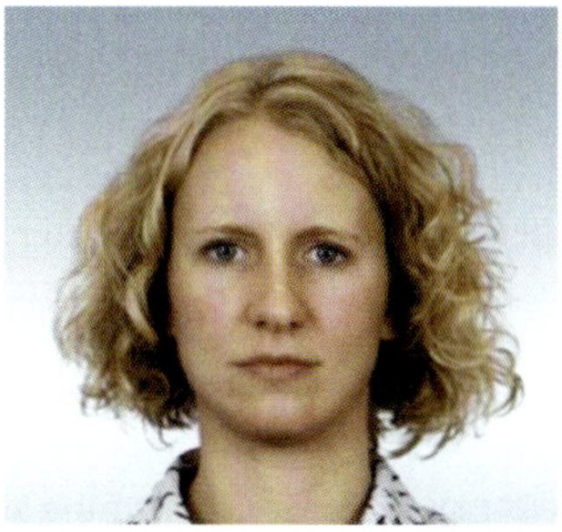
Aussehen der Haut war das Erste, was beobachtet wurde	83 %	22 %
Freundschaft mit der Person	52 %	71 %
Person hat eine gehobene Stellung	32 %	57 %
Diese Person würde man einstellen	65 %	87 %
Diese Person ist verheiratet oder hat einen Partner	74 %	87 %
Hautpflege müsste verändert werden	60 %	8 %

Tab. 1.1: Einschätzungen zu einer Person mit und ohne Gesichtsrötung hinsichtlich der erwarteten sozialen Kompetenz.

Subjektive Annahmen	Antworten zu Gesichtern mit Rötung	Antworten zu Gesichtern ohne Rötung
	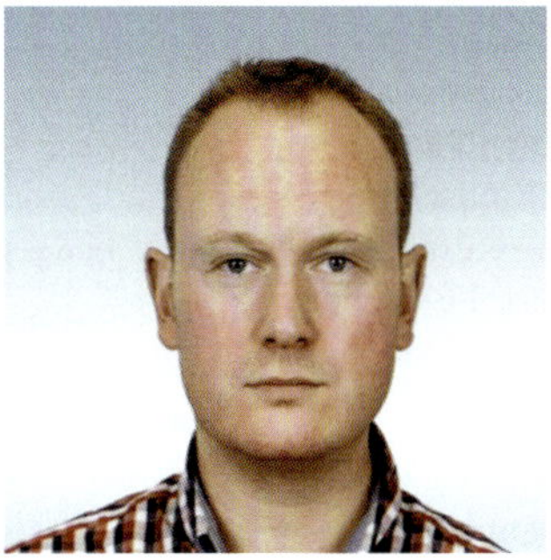	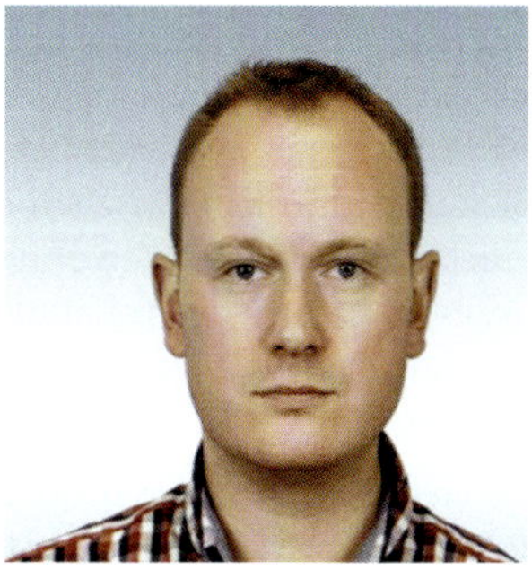
Zufrieden mit dem eigenen Aussehen	23 %	66 %
Unfaire erste Einschätzung	80 %	66 %
Besserung der Haut würde ersten Eindruck verbessern	32 %	17 %

Tab. 1.2: Zufriedenheit mit dem eigenen Aussehen und erwartete erste Einschätzung.

Die globale *Face Values*-Studie (Olding und Gibbons 2014), eine internetbasierte Erhebung zum Umgang mit Gesichtsrötungen hat die deutlichen Beeinträchtigungen klar aufgezeigt. In Deutschland wurden mehr als 1.000 Personen im Internet zu ihrer Einstellung bei Gesichtsrötungen befragt. Hierbei wurden die Gesichter einer weiblichen und einer männlichen Person, jeweils mit und ohne Rötung, gezeigt. Jede befragte Person bekam dabei nur eine zufällig bestimmte Variante des jeweiligen Gesichts zu sehen. 88 Personen gaben an, selbst an einer Gesichtsrötung zu leiden, während 915 keine Probleme mit Rötung hatten.

66 % der Betroffen gaben an, unglücklich über ihr Aussehen zu sein, während dies in der gesunden Gruppe nur von 23 % angegeben wurde. 81 % erlebten eine emotionale Beeinträchtigung, und 64 % hatten eine soziale Zurückweisung erlebt oder zumindest vermutet. Probleme am Arbeitsplatz wurden von 64 % der Betroffenen erlebt und 53 % hatten Probleme in Beziehungen und mit sozialen Kontakten. Die Einschätzungen einer Person mit Gesichtsrötung in dieser Studie demonstrieren, dass die Betroffenen mit Recht Ängste vor Ablehnung und Zurückweisung entwickeln (Galderma 2013).

Insbesondere die Annahmen, dass eine Person mit Gesichtsrötung auch in der beruflichen Situation als weniger effizient eingeschätzt wird, zeigte die deutliche Diskriminierung von Menschen mit sichtbaren Hautsymptomen. Die Zufriedenheit mit dem eigenen Aussehen ist dementsprechend sehr unterschiedlich zwischen den Menschen mit Gesichtsrötung und denen ohne Symptome. Hieraus resultiert auch die Annahme, dass die so wichtige erste Einschätzung als unfair erlebt oder angenommen wird (☞ Tab. 1.2).

Das Gefühl, von anderen beobachtet zu werden und stigmatisiert zu sein, führt offenbar zu einer deutlichen Veränderung in den alltäglichen Verhaltensweisen, wie die Galderma Burden-Studie bei 710 Betroffenen deutlich zeigen konnte (☞ Abb. 1.4). Nach der internationalen Erhebung fühlen sich fast ein Drittel aller Rosazea-Patienten sehr oder extrem beeinträchtigt in ihrer Lebensqualität (Tan et al. 2021; ☞ Abb. 1.5).

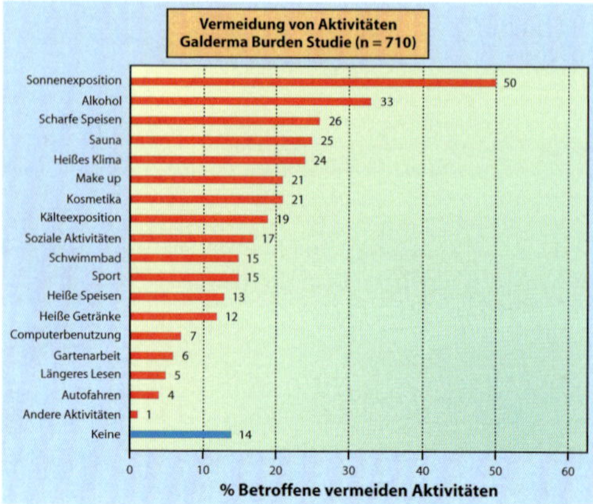

Abb. 1.4: Prozentsatz der Betroffenen, die verschiedene alltägliche Aktivitäten vermeiden.

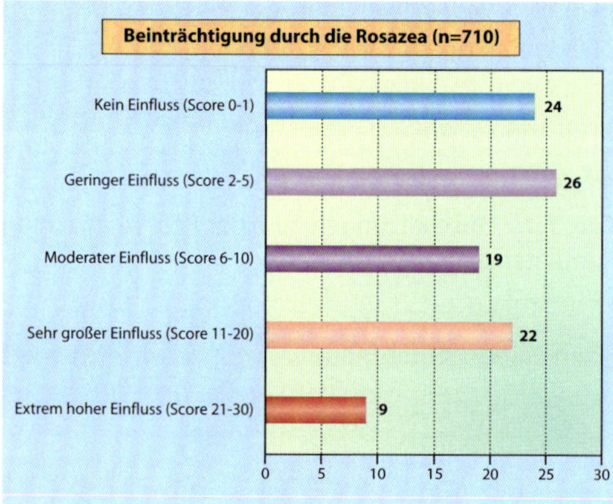

Abb. 1.5: Beeinträchtigung durch die Rosazea (nach Galderma Burden-Studie Tan et al. 2021).

Etwa 25 % der Rosazea-Patienten leiden unter einer Depression, die in manchen Fällen sogar bis hin zu Suizidgedanken reicht. Ebenfalls häufig ist die Angst, speziell die soziale Angst. Betroffene ziehen sich aus dem sozialen Leben mehr und mehr zurück. Viele Patienten haben zudem Beziehungsprobleme. Bei rund der Hälfte der Betroffenen ist die Lebensqualität stark eingeschränkt. Ein Drittel berichtet über relevante Probleme am Arbeitsplatz, und rund 40 Prozent sind allgemein weniger aktiv. Circa 35 Prozent der Patienten verwendet Make-up, um die Rötungen zu kaschieren. Diese Zahlen verdeutlichen, wie massiv sich eine Rosazea auf die Psyche auswirken kann (Daten aus der Galderma Burden of Rosazea Studie, Tan et al. 2021). In der bereits oben erwähnten Burden 1.1-Studie im Vergleich von Rosazea und Psoriasis gaben sogar fast die Hälfte aller Patienten eine Neigung zur Depression an, während ein Drittel hinsichtlich Ängste auffällig war.

Diese Häufigkeiten werden auch durch eine dänische Kohortenstudie bestätigt, in der bei Rosazea-Patienten abhängig vom Schweregrad eine Odds-Ratio von 1,89-2,12 für Depression und 1,80-2,05 für Ängste gefunden wurde (Egeberg et al. 2016).

Umgekehrt scheint es jedoch keine erhöhte Häufigkeit von psychiatrischen Erkrankungen in Korrelation mit der Rosazea zu geben. So konnten Spoendlin et al. (2014) zeigen, dass Schizophrene sogar ein eher niedrigeres Risiko für Rosazea haben, lediglich die Einnahme von Lithium scheint demnach mit der Rosazea zu korrelieren.

In Abhängigkeit von der Schwere und der Chronizität der Erkrankung wird es wahrscheinlicher, dass sich manifeste und klinisch relevante psychosomatische Störungen einstellen (Böhm et al. 2014). Vor allem bei Frauen, Rosazea-Patienten mit Rhinophym und bei Patienten mit psychiatrischen Vorerkrankungen zeigen sich Ängste häufiger (Incel Uysal et al. 2019; ☞ Abb. 1.6).

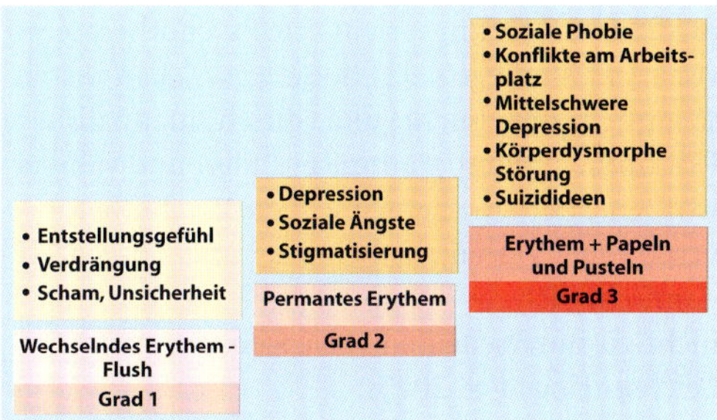

Abb. 1.6: Mögliche psychosomatische Komorbiditäten in den verschiedenen Stadien der Rosazea.

Offenbar hängen Depression und Ängste direkt mit der Höhe der Beeinträchtigung der Lebensqualität durch die Rosazea zusammen, wie in einer chinesischen Fallkontrollstudie im Vergleich mit Gesunden gezeigt wurde (Wu et al. 2018).

Auch die Beeinträchtigung in der Sexualität wurde vor allem bei Frauen mit Rosazea gezeigt (Aktas Karabay et al. 2020).

1.3.4. Psychoimmunologie der Rosazea

Die entscheidende Frage der Psychodermatologie in Bezug auf Entzündungsreaktionen ist immer, wie Stressreaktionen sich möglicherweise auf die Entzündung und die Vasodilatation bei Rosazea auswirken. Hierbei wäre zu klären, welche molekularen Mechanismen sie bewirken können und ob es hierfür Anhaltspunkte gibt. Dieser Frage geht die Psychoimmunologie nach. In Abb. 1.7 werden die grundsätzlichen Mechanismen einer psychosomatischen Auslösung der Rosazea unter Stress oder emotionalen Belastungen gezeigt.

Bereits Puchalski (1984) stellte sich dieser Frage und postulierte eine erhöhte Katecholaminausschüttung, die die Vaskularisierung und damit die Entstehung oder Verschlechterung eines Erythems nach sich zieht.

Einen entscheidenden Ansatz in dieser Hinsicht lieferten Wang et al. (2020), die den Zusammenhang zwischen Schlaf und Schlafqualität sowie Rosazea an 318 Betroffen und mit 146 gesunden Kontrollen verglichen. Sie stellten zunächst fest, dass Patienten mit Rosazea häufiger Schlafprobleme und einen qualitativ schlechteren Schlaf hatten als die Probanden. Darüber hinaus aber arbeiteten sie mit einem Maus-Modell und konnten zeigen, dass Schlafentzug bei dem genetisch determinierten

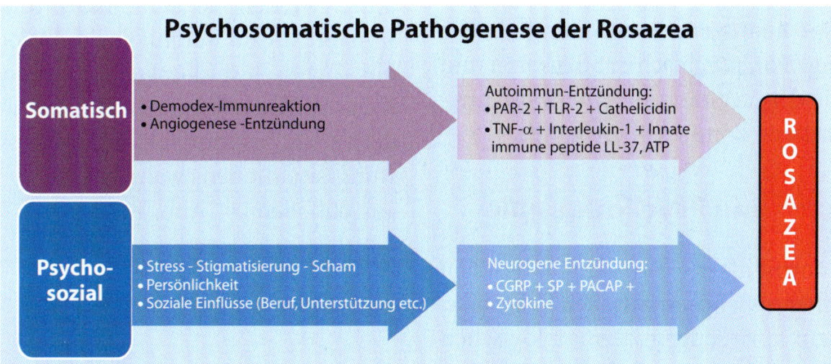

Abb. 1.7: Psychosomatische Pathogenese der Rosazea.

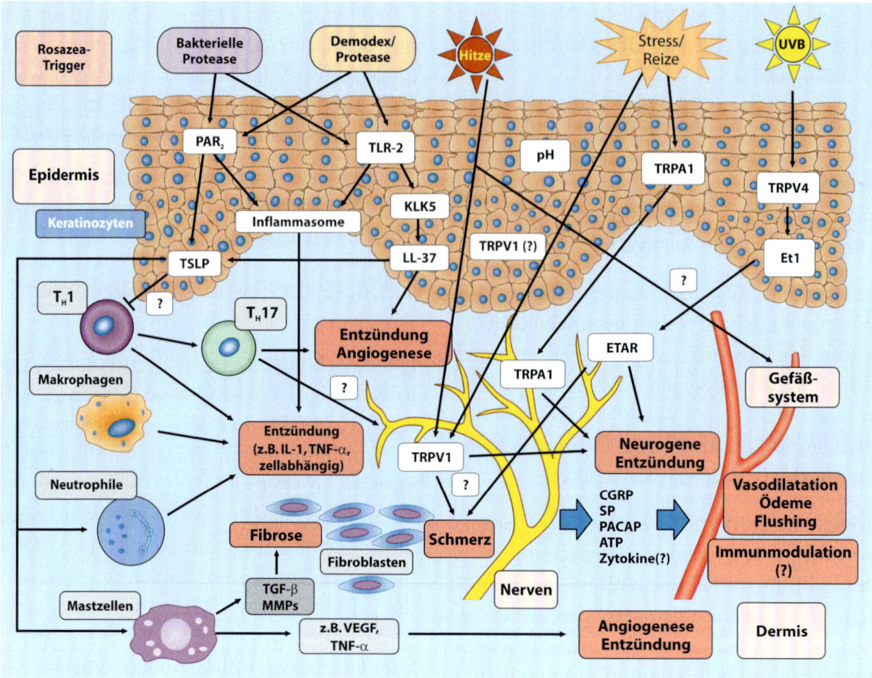

Abb. 1.8: Pathogenetisches Modell der Rosazea unter Einbeziehung einer neurogenen Entzündungsreaktion auf Stress. Abb. modifiziert und mit freundlicher Genehmigung von Buddenkotte und Steinhoff; Version 1. F1000Res. 2018; 7: F1000 Faculty Rev-1885. Published online 2018 Dec 3. doi: 10.12688/f1000research.16537.1

Rosazea-ähnlichen Phänotyp der Mäuse mit einer erhöhten Expression der Metallopeptidase 9-Matrix, des *Toll-like*-Rezeptor-2, des Cathelicidin antimikrobiellen Peptids und des vaskulären endothelialen Wachstums-Faktors (VEGF) einherging. Sie nahmen an, dass ein einfacher Nukleotid-Polymorphismus im Hydroxytryptamine-Rezeptor 2A und Adreneceptor-β1-Genen mit dem Schlafverhalten einhergingen und mit Rosazea korrelierten. Diese These wurde von Buddenkotte und Steinhoff (2018) sowie Holmes und Steinhoff (2017) in einer Übersicht über die Pathogenese der Rosazea bestätigt, und deren immunologisches Modell postuliert auch eine neurogene Entzündung, die die Zusammenhänge von psychischen Stressoren und Emotionen mit der Verstärkung einer bestehenden Rosazea erklären könnte (☞ Abb. 1.8).

1.3.5. Rosazea und Psychotherapie

Bestehen Komorbiditäten mit den klinischen Symptomen einer psychosomatischen Diagnose, sollten additiv zur notwendigen dermatologischen Therapie auch psychotherapeutische Angebote überlegt werden. Patienten können von allen etablierten und anerkannten Psychotherapieformen profitieren. Störungsorientierte Psychotherapie ist vor allem für die soziale Phobie inzwischen wissenschaftlich untersucht und durch manualisierte Psychotherapieprogramme evaluiert und validiert worden. Hierbei scheinen sich die Psychotherapieverfahren “Verhaltenstherapie” und “psychodynamische Psychotherapie” in ihrer Effektivität nicht zu unterscheiden (Leichsenring et al. 2004; Leichsenring et al. 2013).

Falls klinische Hinweise auf eine psychosomatische Komorbidität bei Patienten mit Rosazea vermutet werden, ist der Einsatz von Tagebüchern sinnvoll, die im Verlauf von 3-4 Wochen nicht nur die Tagesschwankungen und möglichen Nahrungsmitteleinflüsse der Rosazea aufzeigen, sondern auch Zusammenhänge mit psychischen Belastungssituationen wahrscheinlich machen bzw. ausschließen (☞ Abb. 1.9).

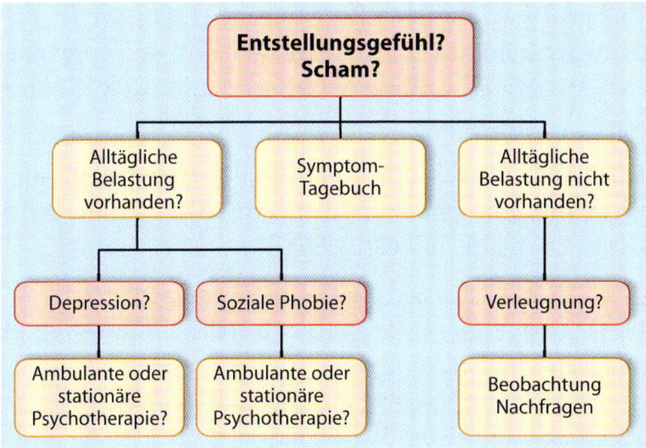

Abb. 1.9: Diagnostische Möglichkeiten zur Abklärung psychosomatischer Komorbiditäten.

Sollte sich durch die Diagnostik herausstellen, dass eine additive Psychotherapie sinnvoll bzw. notwendig erscheint, ist die Indikationsstellung entweder in Zusammenarbeit mit einem Facharzt für Psychosomatische Medizin oder einem Psychiater mit Psychotherapie-Weiterbildung das sinnvollste Vorgehen. Außerdem sind psychologische Psychotherapeuten tätig, die eine ärztliche Approbation erhalten haben und von den Krankenkassen anerkannt werden, um die sogenannte Richtlinien-Psychotherapie durchzuführen. Sie müssen wie alle anderen in der ärztlichen Psychotherapie tätigen Psychotherapeuten einen persönlichen Antrag für jeden einzelnen Patienten schreiben, der von einem Gutachter beurteilt und genehmigt werden muss. Die Patienten erhalten dann eine kassenärztlich finanzierte Psychotherapie ohne Zuzahlung. Ggf. kann überlegt werden, welche Art der Psychotherapie in Abhängigkeit von der örtlichen Versorgungssituation für den individuellen Patienten sinnvoll erscheint. Die verschiedenen kassenärztlich zugelassenen Psychotherapieverfahren bzw. ergänzende Maßnahmen wie Selbsthilfe oder Internet-Programme wie "Aktiv gegen Rosacea" (www.rosacea-info.de) sind in Abb. 1.10 dargestellt.

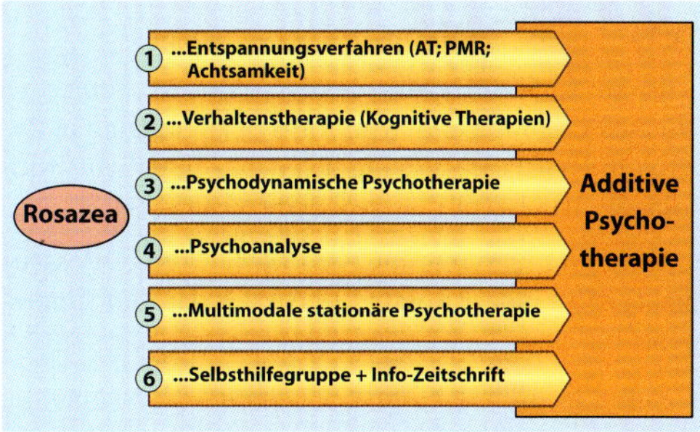
Rosazea
1 ...Entspannungsverfahren (AT; PMR; Achtsamkeit)
2 ...Verhaltenstherapie (Kognitive Therapien)
3 ...Psychodynamische Psychotherapie
4 ...Psychoanalyse
5 ...Multimodale stationäre Psychotherapie
6 ...Selbsthilfegruppe + Info-Zeitschrift
Additive Psycho-therapie

Abb. 1.10: Psychotherapieverfahren in der medizinischen Versorgung. **AT** = Autogenes Training; **PMR** = Progressive Muskelrelaxation.

Speziell bei der sogenannten "neurogenen Rosazea", die mit einem Überwiegen von Brennen und Dysästhesien der Wangen einhergehen, haben sich der Einsatz von Antikonvulsiva bzw. Antidepressiva in über 80 % der Patienten bewährt (Kim et al. 2021).

1.3.6. Zusammenfassung

Rosazea ist durch ihre Chronizität, Sichtbarkeit und Einschränkung der Lebensqualität nicht nur eine klassische dermatologische Erkrankung, sondern auch im psychosozialen Sinne als Krankheit ernst zu nehmen und vergleichbar mit anderen chronisch-entzündlichen Hauterkrankungen, aber auch anderen körperlichen Erkrankungen wie Diabetes. Betroffene erleben schnell eine Stigmatisierung und Ausgrenzung, eine berufliche Diskriminierung und fühlen sich zu Recht unfair eingestuft und als z.B. Alkoholiker diffamiert. Hautärzte unterschätzen meist das Ausmaß der psychosozialen Beeinträchtigung in vielen Lebensbereichen.

Wenn eine psychosomatische Komorbidität wie Depression, soziale Phobie, Körperdysmorphe Störung oder somatoforme Reaktion vorliegt, ist eine additive Psychotherapie indiziert und durch den Einsatz von klinischen Tagebüchern zu klären. Die Effizienz psychotherapeutischer Behandlungen ist validiert und wissenschaftlich evident.

1.4. Literatur

1. Abram K, Silm H, Maaroos HI, Oona M. Subjective Disease Perception and Symptoms of Depression in Relation to Healthcare-seeking behaviour in patients with Rosacea. Acta Derm Venereol 2009;89:488-491.

2. Abramova L, Yeung J, Chren MM, Chen S. Rosacea quality of life index (RosaQol). JAAD 2004; 50/3 Supplement: 12.

3. Aksoy B, Altaykan-Hapa A, Egemen D, Karagöz F, Atakan N. The impact of rosacea on quality of life: effects of demographic and clinic characteristics and various treatment modalities. Br J Dermatol 2010;163:719-725.

4. Aktaþ Karabay E, Karþýyakalý N, Karabay E. Evaluation of sexual functions in female rosacea patients: a prospective, case-control study. Int J Impot Res 2020;32(6): 628-634.

5. Baldwin HE. A community-based study of the effectiveness of doxycycline 40 mg (30-mg immediate-release and 10-mg delayed-release beads) on quality of life and satisfaction with treatment in participants with rosacea. Cutis 2010; 86(5 suppl):26-36.

6. Baldwin HE, Harper J, Baradaran S, Patel V. Erythema of Rosacea Affects Health-Related Quality of Life: Results of a Survey Conducted in Collaboration with the National Rosacea Society. Dermatol Ther (Heidelb) 2019;9(4):725-734.

7. Beikert FC, Langenbruch AK, Radtke MA, Augustin M. Willingness to pay and quality of life in patients with rosacea. JEADV 2012; 27: 734-738.

8. Bikowski JB, Goldman MP. Rosacea: Where are we now? J Drugs Dermatol 2004;3(3):251-261.

9. Blount BW, Pelletier AL. Rosacea: a common, yet commonly overlooked, condition. Am Fam Physician 2002; 66: 435-440.

10. Böhm D, Schwanitz P, Stock Gissendanner S, Schmid-Ott G, Schulz W. Symptom severity and psychological sequelae in rosacea: results of a survey. Psychol Health Med 2014;19(5):586-91

11. Buddenkotte J, Steinhoff M. Recent advances in understanding and managing rosacea. F1000Res. 2018 Dec 3;7:F1000 Faculty Rev-1885.

12. Chodkiewics J, Salamon M, Miniszewska J, Wozniacka A. Psychosocial impact of rosacea. Przegl Lek 2007; 64: 997-1001.

13. Cohen CG, Krahn L, Wise TN, Epstein S, Ross R. Delusions of disfigurement in a woman with acne rosacea. Gen Hosp Psychiatry 1991;13(4):273-277.

14. Cresce ND, Davis SA, Huang WW, Feldman SR. The quality of life impact of acne and rosacea compared to other major medical conditions. J Drugs Dermatol 2014; 13:692-697.

15. Egeberg A, Hansen PR, Gislason GH, Thyssen JP. Patients with Rosacea Have Increased Risk of Depression and Anxiety Disorders: A Danish Nationwide Cohort Study. Dermatology 2016;232(2):208-13.

16. Elewski BE. Results of a national rosacea patient survey: Common issues that concern rosacea sufferers. J Drugs Dermatol 2009;8(2):120-123.

17. Elewski BE, Draelos Z, Dréno B, Jansen T, Layton A, Picardo M. Rosacea – global diversity and optimized outcome: Proposed international consensus from the Rosacea International Expert Group. J Eur Acad Dermatol Venereol 2011;25(2):188-200.

18. Fleischer A, Suephy C. The face and mind evaluation study: an examination of the efficacy of rosaces treatment using physician ratings and patients' self-reported quality of life. J Drugs Dermatol 2005;4:585-590.

19. Fowler J, Tan J, Jackson JM, Meadows K, Jones T, Jarratt M, Leoni M. Treatment of facial erythema in patients with rosacea with topical brimonidine tartrate: correlation of patient satisfaction with standard clinical endpoints of improvement of facial erythema. JEADV 2015; 29:474-481.

20. Galderma: "Face Values: Global Perceptions". Data on file. 2013.

21. Garnis-Jones S. Psychological aspects of rosacea. J Cutan Med Surg 1998; 2(suppl4): 4-16.

22. Harper J, Del Rosso JQ, Ferrusi IL. Cross-Sectional Survey of the Burden of Illness of Rosacea By Erythema Severity. J Drugs Dermatol 2018 Feb 1;17(2):150-158.

23. Heisig M, Reich A. Psychosocial aspects of rosacea with a focus on anxiety and depression. Clin Cosmet Investig Dermatol. 2018 Mar 6;11:103-107.

24. Hilbring C, Augustin M, Kirsten N, Mohr N. Epidemiology of rosacea in a population-based study of 161,269 German employees. Int J Dermatol 2022;61(5):570-576.

25. Holmes AD, Steinhoff M. Integrative concepts of rosacea pathophysiology, clinical presentation and new therapeutics. Exp Dermatol 2017 Aug;26(8):659-667.

26. Huynh TT. Burden of Disease: The Psychosocial Impact of Rosacea on a Patients's Quality of Life. Am Health Drug Benefits 2013; 6: 348-345.

27. Incel Uysal P, Akdogan N, Hayran Y, Oktem A, Yalcin B. Rosacea associated with increased Risk of generalized anxiety disorder: a case-control study of prevalence and risk of anxiety in patients with rosacea. An Bras Dermatol 2019 Nov-Dec;94(6):704-709.

28. Johnston SA, Krasuska M, Millings A, Lavda AC, Thompson AR. Experiences of rosacea and Its treatment: an interpretative phenomenological analysis. Br J Dermatol 2018;178(1):154-160.

29. Kim HO, Kang SY, Kim KE, Cho SY, Kim KH, Kim IH. Neurogenic rosacea in Korea. J Dermatol 2021;48(1): 49-55.

30. Klaber R, Wittkower E. The pathogenesis of rosacea: a review with special reference to emotional factors. Br J Dermatol 1939; 51: 501-524.

31. Kligman AM. A personal critique on the state of knowledge of rosacea. Dermatology 2004;208(3):191-197.

32. Landow K. Rosacea: The battle goes on. Comprehensive Therapy 2005; 31(2):145-58.

33. Leichsenring F, Rabung S, Leibing E. The Efficacy of short-term psychodynamic psychotherapy in specific psychiatric disorders: A Meta-analysis. Arch Gen Psychiatry 2004;61:1208-1216.

34. Leichsenring F, Salzer S, Beutel ME, Herpertz s, Hiller W, Hoyer J, Huesing J, Joraschky P, Nolting B, Poehlmann K, Ritter V, Stangier U, Strauss B, Stuhldreher N, Tefikow S, Teismann T, Willutzki U, Wiltink J, Leibing E. Psychodynamic therapy and cognitive-behavioral therapy in social anxiety disorder: a multicentre randomized controlled trial. Am J Psychiatry 2013; 170: 759-767.

35. Menezes N, Moreira A, Mota G, Baptista A. Quality of life and rosacea: pulsed dye laser impact. J Cosmet Laser Ther 2009;11:139-141.

36. Moustafa F, Lewallen RS, Feldman SR. The psychological impact of rosacea and the influence of current management options. J Am Acad Dermatol 2014; 71: 973-980.

37. National Rosacea Society. Coping with rosacea: managing psychosocial aspects of rosacea. www.rosacea.org/patients/materials/coping/managing.php#Managing. Accessed July 24, 2013.

38. Nicholson K, Abramova L, Chren MM, Yeung J, Chon SY, Chen SC. A pilot quality-of-life-instrument for acne rosacea. JAAD 2007;57:213-221.

39. Olding L, Gibbons B. Face Values: Global Perceptions Survey Galderma Laboratorium GmbH. 2014

40. Oussedik E, Bourcier M, Tan J. Psychosocial Burden and Other Impacts of Rosacea on Patients' Quality of Life. Dermatol Clin 2018;36(2):103-113.

41. Plesch E. A Rorschach study of rosacea and morbid blushing. Br J Med Psychol 1951;24/3:202-205.

42. Ross R. Delusions of disfigurement in a woman with acne rosacea. Gen Hosp Psychiatry 1991;13:273-277.

43. Plewig G, Jansen T. Die chronisch-progrediente Gesichtsdermatose Rosazea. Dtsch Arztebl 1997;94(25):A-1734/B-1467/C-1367.

44. Powell FC. Clinical practice. Rosacea. N Engl J Med 2005;352(8):793-803.

45. Puchalski Z. Angststruktur und Parameter von Katecholaminen bei Patienten mit Rosacea, Alopecia areata und Licher ruber planus. Z Hautkr 1984; 61: 137-145.

46. Salamon M, Chodkiewicz J, Sysa-Jedrzejowska A, Wozniacka A. Quality of life in patients with rosacea. Przegl Lek 2008;65:385-389.

47. Staudt A, Ring J, Schäfer T. Deutsches Instrument zur Erfassung der Lebensqualität bei Hauterkrankungen (DIELH) – Analyse nach Erkrankungsgruppen und Domänen. Allergo J 2002;11:445-456.

48. Su D, Drummond PD. Blushing propensity and psychological distress in people with rosacea. Clin Psychol Psychother 2012;19:488-495.

49. Spoendlin J, Bichsel F, Voegel JJ, Jick SS, Meier CR. The association between psychiatric diseases, psychotropic drugs and the risk of incident rosacea. Br J Dermatol. 2014;170(4):878-83.

50. Tan J, Schöfer H, Araviiskaia E, Audibert F, Kerrouche N, Berg M; RISE study group. Prevalence of rosacea in the general population of Germany and Russia - The RISE study. J Eur Acad Dermatol Venereol. 2016;30 (3):428-34.

51. Tan J, Steinhoff M, Bewley A, Gieler U, Rives V. Identifying high-burden rosacea patients: A multivariate risk factor analysis from a global survey. J Dermatolog Treat. 2020;31(2):168-174.

52. Wang Z, Xie H, Gong Y, Ouyang Y, Deng F, Tang Y, Li J. Relationship between rosacea and sleep. J Dermatol 2020;47(6):592-600.

53. Whitlock FA. Psychosomatic aspects of rosacea. Br J Dermatol 1961;73:137-148.

54. Wu Y, Fu C, Zhang W, Li C, Zhang J. The dermatology life quality index (DLQI) and the hospital anxiety and depression (HADS) in Chinese rosacea patients. Psychol Health Med 2018;23(4):369-374.

2. Pathogenese der Rosazea

Da die Rosazea ein heterogenes klinisches Erscheinungsbild aufweist wie

- *Flush*
- chronische Entzündung oder
- Fibrose

und zahlreiche Triggerfaktoren bekannt sind wie

- Hitze/Kälte
- Alkohol
- scharfe Speisen
- UV-Licht
- Stress

muss von einer komplexen Pathophysiologie ausgegangen werden, welcher eine Dysfunktion verschiedener Regulationssysteme zu Grunde liegt (Yamasaki et al. 2009). Epidemiologische Untersuchungen geben Grund zur Annahme, dass eine genetische Disposition vorliegt. In aktuellen Studien konnten verschiedene genetische Veränderungen bei Rosazea-Patienten identifiziert werden. Einerseits wurden Einzelnukleotid-Polymorphismen in MHC-assoziierten Genen beschrieben, andererseits in Genen, welche mit oxidativem Stress und Caspase-Proteinen verbunden sind (Buddenkotte et al. 2018).

Obwohl das klinische Erscheinungsbild und die Histologie der Erkrankung schon lange bekannt sind, wusste man bis vor wenigen Jahren nur wenig über die Ätiologie und Pathophysiologie. In der Zwischenzeit konnten verschiedene Signalwege identifiziert und charakterisiert werden, die Einfluss auf die Pathogenese der Rosazea haben können. Jedoch ist das komplexe Zusammenspiel der Dysregulation von Immunsystem, Nervensystem und Gefäßen weiterhin nur teilweise aufgeklärt. Nach wie vor sind sowohl Pathophysiologie als auch Ätiologie der Rosazea nicht vollständig verstanden.

Bei der Entstehung der Rosazea sind beteiligt (Yamasaki et al. 2009, Schwab et al. 2011, Buddenkotte et al. 2018):

- Störungen im angeborenen (innaten) Immunsystem (TLR2)
- Beteiligung des adaptiven Immunsystems
- neuroinflammatorische Mechanismen
- UV-Strahlung
- lokale Entzündungsreaktionen aufgrund kutaner Mikroorganismen
- Veränderung der Gefäß- und Lymphgefäßregulation
- genetische Veranlagung

Das Zusammenspiel dieser breiten Palette an ursächlichen Mechanismen erklärt das Vorkommen der multiplen Ausprägungen der Rosazea.

2.1. Angeborene Immunität und antimikrobielle Peptide (Cathelicidine)

Um sich vor schädlichen Einflüssen der Umwelt zu schützen, existieren in der Haut eine Reihe biochemischer, physiologischer und zellulärer Abwehrmechanismen. Die Produktion antimikrobieller Peptide ist hierbei ein Mechanismus des angeborenen Immunsystems zur unspezifischen Abwehr von Pathogenen an der Körperoberfläche.

Bei der Rosazea sind sowohl die Produktion als auch die Aktivierung von Cathelicidin-Peptiden nachweislich gestört (☞ Abb. 2.1). In der Haut von Rosazea-Patienten finden sich im Vergleich zu gesunder Haut eine erhöhte Produktion von Cathelicidin-Vorläufermolekülen und Cathelicidin-spaltenden Proteasen (Yamasaki et al. 2007, Yamasaki et al. 2009). Dies führt zu einer gesteigerten Produktion von LL-37 und einer hohen Anzahl aktiver kleiner Cathelicidin-Fragmente, wie z.B. dem pathologischen Peptidfragment FA-29, welche in gesunder Haut nicht vorkommen. Diese Cathelicidin-Peptide induzieren wiederum die Freisetzung des proinflammatorischen Zytokins Interleukin-8 aus Keratinozyten sowie weiterer Zytokine und Chemokine aus ortsständigen Zellen und eingewanderten Leukozyten. Als Einflussfaktoren für die gesteigerte Cathelicidin-Produktion werden unter anderem erhöhte UVB-induzierte Vitamin-D-Syntheseraten und vermehrter *endoplasmic reticulum stress* (ER-Stress) diskutiert (Peric et al. 2010, Park et al. 2011). Daneben werden die vermehrte Cathelicidin-Produktion und die erhöhte Proteaseaktivität durch den *Toll-like*-Rezeptor 2 (TLR2) induziert. Passend dazu zeigt sich in der Haut von Rosazea-Patienten eine vermehrte Expression von TLR2 (Yamasaki et al. 2011). Ein möglicher aktivierender Ligand von TLR2 in Keratinozyten ist Chitin, welches ein Hauptbestandteil des Außenskelettskelettes von Insekten, Krebsen und Spinnentieren wie beispielsweise der *Demodex*-Milbe darstellt (Koller et al. 2011; ☞ Abb. 2.1+2.2). Abgesehen davon können weitere Mikroben mit ihren mikrobiellen Zellwandfragmenten TLR2 aktivieren und bei der Entstehung der Rosazea eine Rolle spielen.

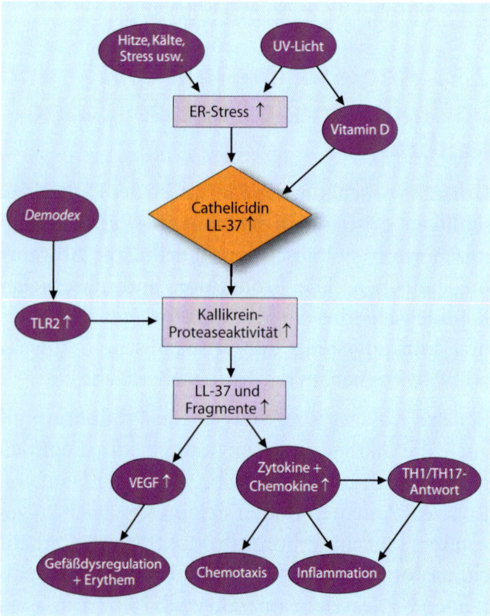

Abb. 2.1: Pathogenetische Faktoren der Rosazea.

2.2. Adaptives Immunsystem

Neben der angeborenen Immunantwort scheint auch das adaptive Immunsystem im Pathomechanismus der Rosazea eine Rolle zu spielen. In neueren Studien konnte gezeigt werden, dass bei der Rosazea die Immunantwort nicht nur durch Makrophagen, neutrophile Granulozyten und Mastzellen, sondern auch durch eine T-Zell-Infiltration charakterisiert ist. Bei Patienten mit Rosazea dominiert eine Th1/Th17-Immunantwort. Dies zeigt sich z.B. durch eine signifikante Hochregulation von Interferon-γ und Il-17. Dies konnte durch Transkriptomanalyse kombiniert mit immunhistochemischen Untersuchungen an der Haut von Rosazea-Patienten im Vergleich zu gesunden Probanden gezeigt werden. Durch diese erweiterten Kenntnis einer Th1/Th17-polarisierten Entzündung bei der Rosazea könnten hier neue Behandlungsoptionen entstehen (Steinhoff et al. 2013, Buhl et al. 2015, Buddenkotte et al. 2018).

2.4. Die *Demodex*-Milbe

Die Haarbalgmilbe *Demodex folliculorum* (☞ Abb. 2.2) ist eine natürlich vorkommende Hautkommensale und kann ein Triggerfaktor für die Entzündungsreaktion bei der Rosazea sein (Schaller et al. 2017). Allerdings zeigt sich auf der Haut von Rosazea-Patienten im Vergleich zur gesunden Vergleichspopulation eine signifikant dichtere Besiedlung mit *Demodex folliculorum* (Crawford et al. 2004, Buechner 2005, Sattler et al. 2012, Schaller et al 2017). Auch lassen sich *Demodex*-spezifische IgG-Antikörper bei Rosazea-Patienten nachweisen (Grosshans et al. 1980).

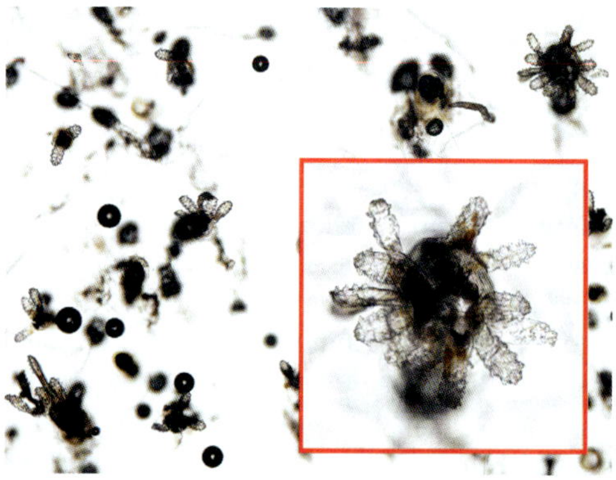

Abb. 2.2: Mikroskopischer Nachweis von *Demodex*-Milben.

Vermindert man bei Rosazea mit antiparasitären Therapien die *Demodex*-Dichte auf der Haut, zeigt sich eine antiinflammatorische Wirkung (Kocak et al. 2002, Schaller et al. 2017, Logger et al. 2022). Diese Beobachtung unterstreicht, dass die Besiedlung durch die *Demodex*-Milbe einen Kofaktor für die Entzündungsreaktion bei der Rosazea darstellt.

2.5. Neuroinflammation und Gefäßhyperaktivität

Patienten mit Rosazea berichten typischerweise von störenden, wiederkehrenden, reversiblen Rötungen des Gesichtes (*Flushing*) sowie von persistierenden Hautrötungen über Tage bis Jahre (persistierendes Erythem). Diese Symptome können bei einem Patienten sowohl gemeinsam bestehen als auch einzeln in Erscheinung treten.

Dem Symptom des *Flushings* liegt eine Gefäßhyperaktivität zu Grunde. Durch Triggerfaktoren wie scharfe Speisen, Alkohol, körperlicher Anstrengung, schnelle Temperaturwechsel oder Aufregung kommt es zu einer Gefäßdilatation und konsekutiv zu einer plötzlichen Rötung (Sibenge, Gawkrodger 1992, Crawford et al. 2004, Guzman-Sanchez et al. 2007).

Bei der Entstehung der persistierenden Erytheme wird eine Überempfindlichkeit auf physiologische und pathophysiologische Reize aufgrund einer neurogenen Entzündungsreaktion und Aktivierung von Mastzellen diskutiert. Blutgefäße, sensorische Nerven und Mastzellen sind hier in der Haut unmittelbar benachbart. In der Haut von Rosazea-Patienten findet sich außerdem eine signifikant erhöhte Anzahl an Mastzellen im Vergleich zu gesunden Probanden (Aroni et al. 2008). Ferner exprimieren sensorische Nervenzellen TLRs und *protease-activated receptors* (PAR) und bilden damit eine Verbindung zwischen Nervensystem und angeborener Immunabwehr.

Die Entdeckung von sogenannten TRP-Kanälen (*transient receptor potential channels*), eine neue Klasse von nichtselektiven Kationenkanälen, sorgte darüber hinaus für ein besseres Verständnis der Aktivierung von sensorischen Nervenenden und der Kontrolle von Schmerz und Entzündungsreaktion über vasoaktive Peptide (Aubdool und Brain 2011). Die Gruppe der TRP-Kanäle umfasst 28 unterschiedliche Kanäle und sieben Subfamilien. Diese werden nicht nur in neuronalen, sondern bemerkenswerterweise auch in nichtneuronalen Zellen wie Keratinozyten und Endothelzellen exprimiert. Vor allem der TRP-Vanilloid-Rezeptor 1 (TRPV1), auch als Capsaicin-Rezeptor bekannt, welcher durch Hitze, Alkohol und scharfes Essen aktiviert wird, und der TRP-Ankyron-Rezeptor 1 (TRPA1), welcher auf Kälte, Formalin und weitere Chemikalien reagiert, sind Gegenstand jüngerer Untersuchungen zur Pathogenese der Rosazea (Nilius et al. 2007).

Durch die Aktivierung dieser beiden Rezeptoren kommt es zur Freisetzung von Substanz P und *calcitonin gene-related peptide* (CGRP). Beides sind wichtige Mediatoren von neurogener Entzündung und Schmerz.

> Im Vergleich zu gesunder Haut findet man bei Rosazea eine gesteigerte Empfindlichkeit gegenüber Temperatur und Chemikalien und insgesamt eine hypersensitive Haut.

Die Freisetzung von Substanz P hat Einfluss auf die Entstehung eines Ödems durch die Aktivierung des NK1-Rezeptors an postkapillären Venolen und die Mastzelldegranulation. Letzteres führt zur vermehrten Freisetzung von proinflammatorischen Chemokinen und Zytokinen (z.B. CXCL-8, TNF und IL-3; Kulka et al. 2008). Hingegen scheint CGRP einen dilatierenden Effekt auf Arteriolen aufzuweisen und Einfluss auf die Lymphgefäße zu haben.

Weiter findet sich bei Rosazea sowohl in kutanen Blutgefäßen als auch im Serum eine größere Anzahl an VIP-Rezeptoren (*vasoactive intestinal peptide*; Wollina 1996).

Bei der frühen Rosazea könnten eine neuroimmunologische und neurovaskuläre Dysregulation auslösende Faktoren sein. Durch Triggerfaktoren der Rosazea werden Neuropeptide freigesetzt, was zur Rekrutierung von Entzündungszellen und zur Aktivierung von Mastzellen führen könnte. Dabei führt die Aktivierung von präkapillären Arteriolen zu einer Vasoldilatation mit dem klinischen Bild eines *Flush* und Erythem. Die Aktivierung von postkapillären Venolen hingegen verursacht eine erhöhte Permeabilität mit Proteinverlust. Die vermehrten extravasalen Proteine gehen mit Ödemen einher und verursachen eine Rekrutierung von Leukozyten durch vermehrte Bildung von Selektinen und Zelladhäsionsmolekülen (CAMs).

> Damit kommt den Blutgefäßen und möglicherweise auch Lymphgefäßen eine bedeutende Rolle bei der Entstehung von akuter und chronischer Entzündung zu.

2.6. Weitere Signalwege

PACAP (*pituitary adenylate cyclase-activating polypeptide*) ist ebenfalls bei Rosazea in einer erhöhten Anzahl zu finden. PACAP kann durch aktivierte Endothelzellen oder degranulierte Mastzellen ausgeschüttet werden und ist einer der stärksten bekannten Vasoldilatatoren (Seeliger et al. 2010).

Weitere hochregulierte Neurorezeptoren sind der Serotoninrezeptor HTR_{3A} und die Histaminrezeptoren HR_2 und HR_3.

2.7. UV-Licht

UV-Strahlung ist ein nachgewiesener Triggerfaktor für die Exazerbation einer Rosazea.

UV-Licht ist in der Lage, eine Reihe von Chemokinen und Zytokinen direkt zu induzieren (z.B. CCL5, CCL20, CXCL1, TNF, IL-6) (Meller et al. 2005). In der Haut von Rosazea-Patienten kann eine signifikante Erhöhung von reaktiven Sauerstoffspezies (ROS) nachgewiesen werden, was hauptsächlich durch UV-Strahlung verursacht wird (Jones 2004). ROS sind für unterschiedliche proinflammatorische Effekte in der Haut verantwortlich wie die verstärkte Produktion der oben genannten Entzündungsmediatoren und Freisetzung der Chemokine CCL2 und CXCL8, welche wiederrum Leukozyten anlocken. Auch die Expression von Matrix-Metalloproteinasen (MMP) in dermalen Fibroblasten wird durch ROS erhöht. Somit wirkt die Entstehung von ROS proentzündlich und führt zu Schäden an Gefäßen und dermaler Matrix über die vermehrte MMP-Expression und Suppression der dermaler Kollagenproduktion.

2.8. Kaskade der Rosazea-Entstehung

Wie oben beschrieben, wird durch die unterschiedlichen Triggerfaktoren wie die *Demodex*-Milbe oder das UV-Licht über eine Aktivierung von TLR2 und ROS eine gesteigerte Anzahl antimikrobieller Peptide und Neuropeptide produziert und hierüber die Bildung von Chemokinen und Zytokinen induziert. Bei allen Subtypen der Rosazea konnte inzwischen eine Dysregulation von Chemokinen und Zytokinen nachgewiesen werden. Überexprimiert sind das TH1-assozierte Chemokin CCL5, das TH17-induzierte Chemokin CCL20 und ferner auch IL-26 welches von Th17-Zellen produziert wird (Schwab et al. 2011).

Welche Rolle die Induktion von Chemokinen und Zytokinen in der Pathophysiologie der Rosazea einnimmt, bedarf noch weiterer Untersuchungen und Studien. Durch oben genannte Ergebnisse lässt sich aber bereits zum aktuellen Zeitpunkt ein Modell zur Kaskade der Rosazeaentstehung aufstellen (☞ Abb. 2.1).

Durch die unterschiedlichen extrinsischen und intrinsischen Triggerfaktoren wird TLR2 aktiviert und es folgt eine vermehrte Freisetzung von proinflammatorischen Zytokinen. Es folgt die Produktion von Chemokinen, welche zur Rekrutierung von T-Zellen führt. Hier spielen zunächst vor allem Th1- und Th17-Zellen die größte Rolle, da sie unter anderem zum Einwandern von neutrophilen Granulozyten führen und weitere Zytokine produzieren (IL-1, IL-22, IL-26). Zusammen mit der Aktivierung über UV-Strahlung sorgen diese für eine vermehrte Produktion von Chemokinen (CXCL1 und CXCL8). Dadurch kommt es zu einer Infiltration der Haut mit neutrophilen Granulozyten, zur Entzündungsreaktion und zur Bildung von Pusteln.

Zusammenfassend kann man bei der Pathogenese von Rosazea von einer komplexen proentzündlichen Kaskade ausgehen, welche durch ein Zusammenspiel von

- *Demodex* oder anderen Mikroben
- TLRs
- Cathelicidin und weiterer AMPs sowie
- unterschiedlichen Proteasen

angestoßen wird.

2.9. Literatur

1. Aroni K, Tsagroni E, Kavantzas N, Patsouris E, Ioannidis E (2008) A study of the pathogenesis of rosacea: how angiogenesis and mast cells may participate in a complex multifactorial process. Arch Derm Res 300: 125-131

2. Aubdool AA, Brain SD (2011) Neurovascular aspects of skin neurogenic inflammation. J Investig Dermatol Symp Proc 15: 33-39

3. Buddenkotte J, Steinhoff M (2018) Recent advances in understanding and managing rosacea. F1000Res 7:1885

4. Buechner SA (2005) Rosacea: an update. Dermatology 210: 100-108

5. Buhl T, Sulk M, Nowak P, Buddenkotte J, McDonald I, Aubert J, Carlavan I, Déret S, Reiniche P, Rivier M, Voegel JJ, Steinhoff M (2015) Molecular and Morphological Characterization of Inflammatory Infiltrate in Rosacea Reveals Activation of Th1/Th17 Pathways. J Investig Dermatol 135: 2198-208

6. Crawford GH, Pelle MT, James WD (2004) Rosacea: I. Etiology, pathogenesis, and subtype classification. J Am Acad Dermatol 51: 327-341

7. Guzman-Sanchez DA, Ishiuji Y, Patel T, Fountain J, Chan YH, Yosipovitch G (2007) Enhanced skin blood flow and sensitivity to noxious heat stimuli in papulopustular rosacea. J Am Acad Dermatol 57: 800-805

8. Grosshans E, Dungler T, Kien TT, Kremer M (1980) Demodex folliculorum und Rosacea: experimentelle und immunologische Studien. Z Hautkr 55: 1211-1218

9. Jones D (2004) Reactive oxygen species and rosacea. Cutis 74: S17-20, 32-34

10. Kocak M, Yagli S, Vahapoglu G, Eksioglu M (2002) Permethrin 5 % cream versus metronidazole 0.75 % gel for the treatment of papulopustular rosacea. A randomized double- blind placebo-controlled study. Dermatology 205: 265-270

11. Koller B, Muller-Wiefel AS, Rupec R, Korting HC, Ruzicka T (2011) Chitin modulates innate immune responses of keratinocytes. PLoS One 6: e16594

12. Kulka M, Sheen CH, Tancowny BP, Grammer LC, Schleimer RP (2008) Neuropeptides activate human mast cell degranulation and chemokine production. Immunology 123: 398-410

13. Logger JGM, Peppelman M, van Erp PEJ, de Jong EMGJ, Nguyen KP, Driessen RJB (2022) Value of reflectance confocal microscopy for the monitoring of rosacea during treatment with topical ivermectin. J Dermatolog Treat 33: 195-203

14. Meller S, Winterberg F, Gilliet M, Müller A, Lauceviciute I, Rieker J, Neumann NJ, Kubitza R, Gombert M, Bünemann E, Wiesner U, Franken-Kunkel P, Kanzler H, Dieu-Nosjean MC, Amara A, Ruzicka T, Lehmann P, Zlotnik A, Homey B (2005) Ultraviolet radiation-induced injury, chemokines, and leukocyte recruitment: an amplification cycle triggering cutaneos lupus erythematosus. Arthritis Rheum 52: 1504-1516

15. Nilius B, Owsianik G, Voets T (2008) Transient receptor potential channels meet phosphoinositides. EMBO J 27: 2809-2816

16. Park K, Elias PM, Oda Y, Mackenzie D, Mauro T, Holleran WM, Uchida Y (2011) Regulation of cathelicidin antimicrobial peptide expression by an endoplasmic reticulum (ER) stress signaling, vitamin D receptor-independent pathway. J Biol Chem 286: 34121-34130

17. Peric M, Lehmann B, Vashina G, Dombrowski Y, Koglin S, Meurer M, Ruzicka T, Schauber J (2010) UV-B-triggered induction of vitamin D3 metabolism differentially affects antimicrobial peptides expression in keratinocytes. J Allergy Clin Immunol 125: 746-749

18. Sattler EC, Maier T, Hoffmann VS, Hegyi J, Ruzicka T, Berking C (2012) Noninvasive in vivo detection and quantification of Demodex mites by confocal laser scanning microscopy. Br J Dermatol 167: 1042-1047

19. Schaller M, Gonser L, Belge K, Braunsdorf C, Nordin R, Scheu A, Borelli C (2017) Dual anti-inflammatory and anti-parasitic action of topical ivermectin 1 % in papulopustular rosacea. J Eur Acad Dermatol Venereol 31: 1907-1911

20. Schwab VD, Sulk M, Seeliger S, Nowak P, Aubert J, Mess C, Rivier M, Carlavan I, Rossio P, Metze D, Buddenkotte J, Cevikbas F, Voegel JJ, Steinhoff M (2011) Neurovascular and neuroimmune aspects in the pathophysiology of rosacea. J Investig Dermatol Symp Proc 15: 53-62

21. Seeliger S, Buddenkotte J, Schmidt-Choudhury A, Rosignoli C, Shpacovitch V, von Arnim U, Metze D, Rukwied R, Schmelz M, Paus R, Voegel JJ, Schmidt WE, Steinhoff M (2010) Pituitary adenylate cyclase activating polypeptide: an important vascular regulator in human skin in vivo. Am J Pathol 177: 2563–2575

22. Sibenge S, Gawkrodger DJ (1992) Rosacea: a study of clinical patterns, blood flow, and the role of Demodex folliculorum. J Am Acad Dermatol 26: 590-593

23. Steinhoff M, Schauber J, Leyden JJ (2013) New insights into rosacea pathophysiology: A review of recent findings. J Am Acad Dermatol 69: S15-26

24. Wollina U (1999) Rhinophyma-unusual expression of simple-type keratins and S100A in sebocytes and abundance of VIP-receptor-positive dermal cells. Histol Histopathol 14: 821-825

25. Yamasaki K, Di Nardo A, Bardan A, Murakami M, Ohtake T, Coda A, Dorschner RA, Bonnart C, Descargues P, Hovnanian A, Morhenn VB, Gallo RL (2007) Increased serine protease activity and cathelicidin promotes skin inflammation in rosacea. Nat Med 13: 975-980

26. Yamasaki K, Gallo RL (2009) The molecular pathology of rosacea. J Dermatol Sci 55: 77-81

27. Yamasaki K, Kanada K, Macleod DT, Borkowski AW, Morizane S, Nakatsuji T, Cogen AL, Gallo RL (2011) TLR2 expression is increased in rosacea and stimulates enhanced serine protease production by keratinocytes. J Invest Dermatol 131: 688-697

3. Klassifikation und Klinik der Rosazea

Die Rosazea verläuft typischerweise chronisch-schubhaft und manifestiert sich vorwiegend, aber nicht ausschließlich zentrofazial, wobei Stirn, Nase, Kinn und Wangen maßgeblich betroffen sind, wohingegen die Periorbitalregion meist ausgespart bleibt. Jedoch ist auch eine extrafaziale Beteiligung an Kapillitium, Nacken oder Stamm möglich.

Leitsymptome sind
- flüchtige oder persistierende Gesichtserytheme
- Teleangiektasien
- entzündliche Papeln und Pusteln und/oder
- Bindegewebs- und Talgdrüsenhyperplasien (Gauwerky et al. 2009).

Im Laufe der Zeit wurden verschiedene Klassifikationssysteme entwickelt, die die klinischen Merkmale der Rosazea beschreiben. Neben der insbesondere im angloamerikanischen Sprachraum gebräuchlichen Einteilung in vier "Subtypen" war bisher insbesondere im deutschen Sprachraum die Einteilung in ein "Vorstadium" und drei "Stadien" üblich, wobei in älteren Versionen der deutschen Leitlinie alternativ der Begriff "Schweregrad" eingeführt wurde (Reinholz et al., 2013; Wilkin et al., 2002).

Aufgrund der Komplexität der Erkrankung mit heterogenem klinischen Erscheinungsbild unterliegt die Klassifikation einem stetigen Wandel. Das verbesserte Verständnis der Rosazea-Pathogenese führte in den letzten Jahren auch in der deutschen S2k-Leitlinie von 2022 zur Modifikation der bisherigen Standardklassifikation in Subtypen bzw. Stadien zugunsten einer modernen Einteilung auf Grundlage der klinischen Merkmale in so genannte Phänotypen (Gallo et al. 2018; Schaller et al. 2019; Tan und Almeida et al. 2017; Tan und Steinhoff et al. 2017; Clanner-Engelshofen et al. 2022).

Im Folgenden wird dennoch aus didaktischen Gründen zur Beschreibung der klinischen Erscheinungsbilder zuerst die ältere Klassifizierung in Subtypen dargestellt, wobei bewusst auf die Begriffe "Stadien" bzw. "Schweregrade" verzichtet wird, da diese fälschlicherweise einen obligatorisch progredienten Verlauf nahelegen bzw. implizieren, dass ohne Berücksichtigung der individuellen Ausprägungsstärke auf die Schwere der Erkrankung geschlossen werden könnte.

Im Weiteren gehen wir dann auf die moderne Einteilung der Rosazea in "Phänotypen" ein, die neue Erkenntnisse zur Pathogenese der Rosazea berücksichtigt und eine individuell auf den Patienten zugeschnittene Therapie erleichtert.

3.1. Bisherige (ältere) Klassifizierung der Rosazea in Subtypen und Sonderformen

3.1.1. (Ältere) Klassifizierung der Rosazea in Subtypen

Rosacea erythemato-teleangiectatica (Subtyp I)

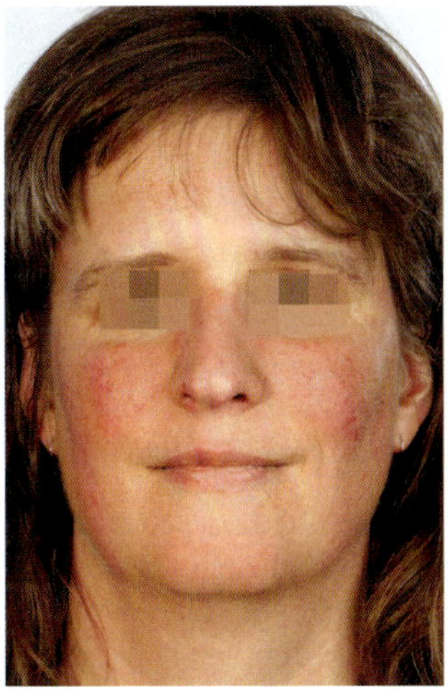

Abb. 3.1: Rosacea erythemato-teleangiectatica.

Die Rosazea beginnt oft mit flüchtigen Erythemen (*Flushing*), die durch exogene Reize wie aggressive Reinigungssubstanzen, Temperaturwechsel, Wind und ultraviolette (UV) Strahlung sowie durch endogene Reize wie scharfe oder heiße Speisen, Alkohol und psychischen Stress ausgelöst werden können. Die Erytheme persistieren im Verlauf der Erkrankung oft, und es können Teleangiektasien auftreten. Begleitend kann es zu Brennen, Stechen sowie Juckreiz kommen (☞ Abb. 3.1). Die Patienten berichten häufig über empfindliche und trockene Haut (Lehmann 2005; Wilkin et al. 2002).

Rosacea papulopustulosa (Subtyp II)

Bei Rosacea papulopustulosa treten meist symmetrisch angeordnete, nicht follikuläre entzündliche Papeln und Pusteln auf, die über Wochen persistieren können und sich im Verlauf der Erkrankung auf das ganze Gesicht ausbreiten können (☞ Abb. 3.2; Lehmann 2005). Im Gegensatz zur Acne vulgaris findet man keine Komedonen (Gauwerky et al., 2009). Zusätzlich können Lymphödeme auftreten.

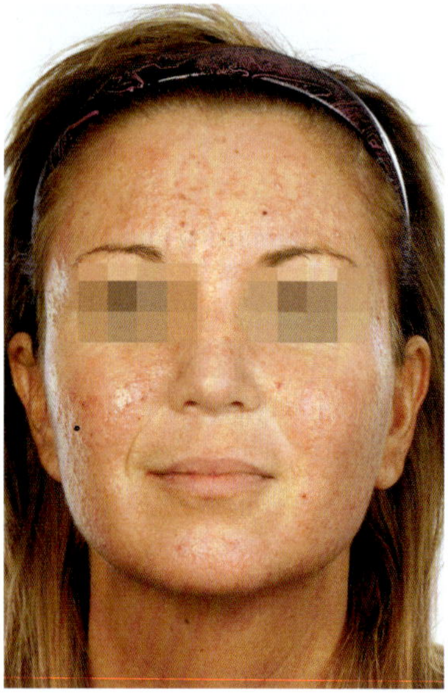

Abb. 3.2: Rosacea papulopustulosa.

Insbesondere die Rosacea papulopustulosa, aber auch die Rosacea erythemato-teleangiectatica geht häufig mit vermehrtem Befall mit *Demodex*-Milben einher, wobei die Übergänge zwischen Rosazea-artiger Demodikose und papulopustulöser Rosazea fließend sind und beide Begriffe möglicherweise unterschiedliche Manifestationsformen einer Erkrankung darstellen (Forton und De Maertelaer 2019; Forton et al. 2005; Forton und De Maertelaer 2018). Dabei kommt es vermutlich im ersten Schritt durch einen Immundefekt gegenüber *Demodex* zu einer Proliferation der *Demodex*-Milben, was mit Erythem einhergehen kann und in der Folge zu einer Stimulation des Immunsystems mit gesteigerter Immunreaktion gegenüber *Demodex* und dem typischen Bild der Rosacea papulopustulosa führt (Forton 2012). Durch die Immunreaktion kann die Anzahl an *Demodex*-Milben im Verlauf wieder sinken. Eine vermehrte Anzahl an *Demodex*-Milben ist darüber hinaus auch oft bei Patienten mit rosazeaartiger Dermatose unter EGFR-zielgerichteter Therapie und mit Steroid (entzugs)-Rosazea zu beobachten (Gerber, Kukova, Buhren und Homey 2011, Tatu 2016).

Glandulär-hyperplastische Rosazea (Subtyp III)

Neben Seborrhoe sind Bindegewebs- und Talgdrüsenhyperplasien charakteristisch, die diffus auftreten können oder lokalisiert in Form von Phymen (☞ Abb. 3.3), gehäuft bei Männern (Gauwerky et al. 2009).

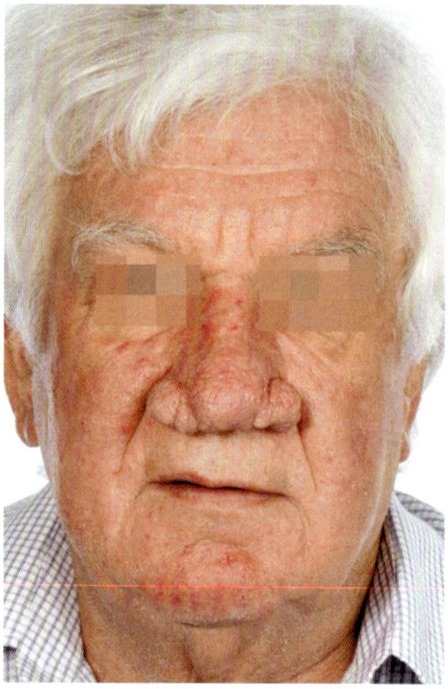

Abb. 3.3: Glandulär-hyperplastische Rosazea mit Rhinophym und Gnatophym.

Die knollenartigen Verdickungen der Haut (Phyme) sind am häufigsten an der Nase (Rhinophym) zu finden, seltener an Kinn/ Kiefer (Gnatophym), Stirn (Metopyhm), Ohr (Otophym), Augenlidern (Blepharophym) oder Oberlippe (Philtrophym) (Aloi, Tomasini, Soro und Pippione 2000, Lehmann 2005, Wilkin et al. 2002). Begleitend kann es zu einem Lymphödem kommen.

Okuläre Rosazea (Ophthalmorosazea, Subtyp IV)

Bis zu 50 % der Patienten mit kutaner Rosazea entwickeln zusätzlich eine Augenbeteiligung (Ophthalmorosazea, ☞ Abb. 3.4)), meist in Form einer Blepharokonjunktivitis mit rezidivierenden Chalazien, Lid- und periorbitalen Ödemen und den klinischen Beschwerden eines trockenen Auges (Gauwerky et al. 2009). Als Folge kann es zu Ulzerationen und Neovaskularisationen der Hornhaut mit der Gefahr schwerster Sehbeeinträchtigungen bis hin zur Erblindung kommen (Akpek, Merchant, Pinar und Foster 1997). Häufige Symptome der Ophthalmorosazea sind gerötete, trockene, brennende oder tränende Augen, Teleangiektasien am verdickten Lidrand, Fremdkörpergefühl, Lichtempfindlichkeit und Verschwommensehen (Gauwerky et al. 2009, Lehmann 2005).

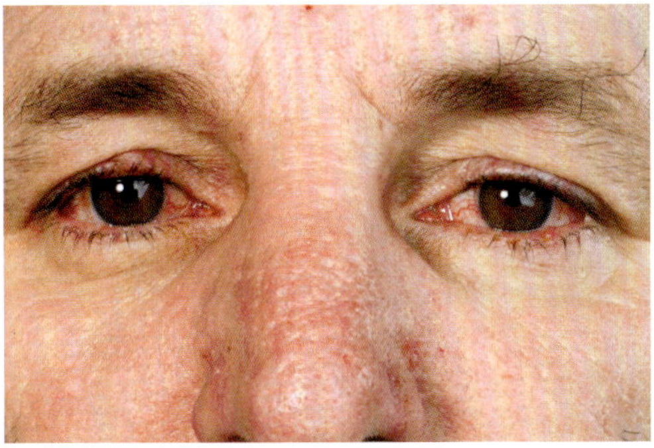

Abb. 3.4: Okuläre Rosazea mit entzündlichem Lidrand, Chalazien sowie ausgeprägter Blepharokonjunktivitis.

Haut- und Augenbeteiligung korrelieren hinsichtlich ihres Schweregrades nicht und treten bei 20 % der Patienten über Jahre getrennt voneinander auf (Akpek et al. 1997, Borrie 1953, Browning und Proia 1986, Spoendlin, Voegel, Jick und Meier 2012). Die Ophthalmorosazea wird daher oft übersehen. Auch eine isolierte Augenbeteiligung ist möglich. Daher ist die Behandlung der Rosazea eine multidisziplinäre Herausforderung.

3.1.2. (Ältere) Klassifizierung in Sonderformen der Rosazea

Zusätzlich zur oben genannten Einteilung in verschiedene Subtypen der Rosazea existieren zahlreiche Sonderformen der Rosazea (Gauwerky et al. 2009, Lehmann 2005, Clanner-Engelshofen et al. 2022).

Zu diesen Sonderformen zählen

- Rosacea conglobata
- Rosacea fulminans
- granulomatöse (lupoide) Rosazea
- Morbus Morbihan
- extrafaziale Rosazea und
- gramnegative Rosazea sowie
- die Rosazea im Kindes- und Jugendalter, die später ausführlicher erläutert wird.

Rosacea conglobata

Typisch sind akut auftretende, große entzündliche Knoten und Plaques mit Induration (☞ Abb. 3.5), die im Gegensatz zur Acne conglobata auf das Gesicht beschränkt sind. Komedonen fehlen (Plewig 2012).

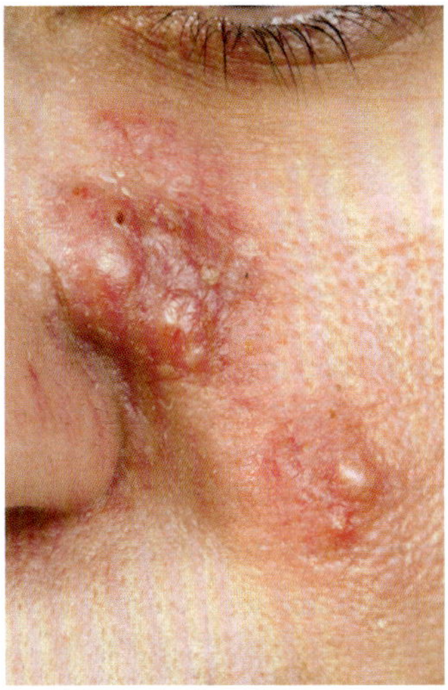

Abb. 3.5: Rosacea conglobata mit tiefen subkutan liegenden pustulierenden Knoten.

Rosacea fulminans

Akut bis perakut kommt es vorrangig bei jungen Frauen (oft in oder nach einer Schwangerschaft) innerhalb weniger Tage oder Wochen zu entzündlichen Papulopusteln, fluktuierenden Knoten, Fisteln, Erythemen, Ödemen und Seborrhoe, meist ausschließlich im Gesicht (☞ Abb. 3.6, Gauwerky et al., 2009).

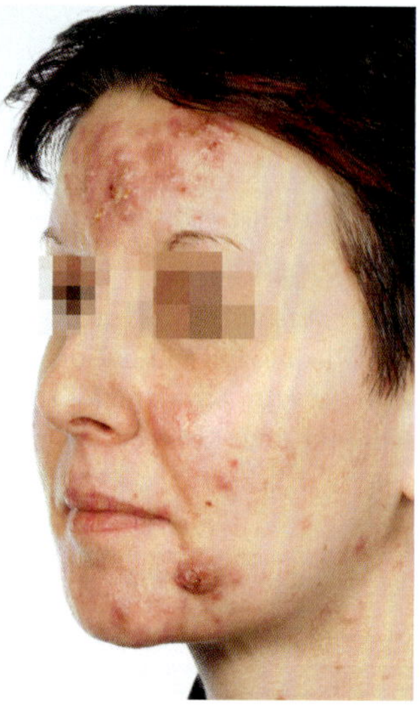

Abb. 3.6: Rosacea fulminans mit Seborrhoe, konfluierenden Papeln, Pusteln und tiefen Knoten.

Anders als bei Acne fulminans kommt es normalerweise nicht zu Krankheitsgefühl, Fieber und Arthritis. Die Erkrankung heilt ohne oder mit nur minimaler Narbenbildung ab und neigt nicht zu Rezidiven (Jansen, Plewig und Kligman 1994, Plewig, Jansen und Kligman 1992; Plewig 2012).

Granulomatöse (lupoide) Rosazea

Charakteristisch sind disseminiert stehende, solide, bräunlich-rötlich-gelbliche Papeln und Knötchen (☞ Abb. 3.7).

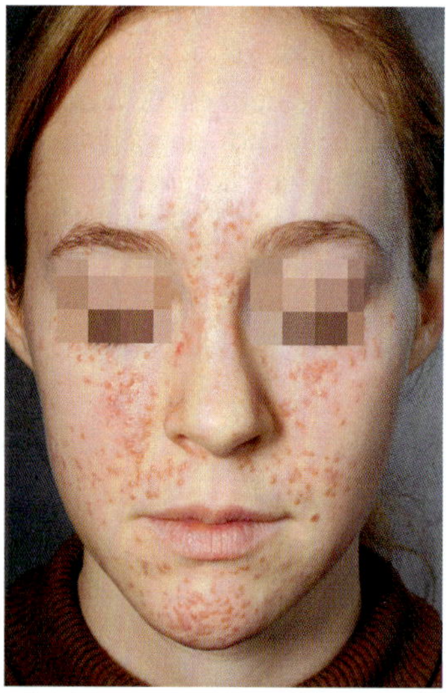

Abb. 3.7: Lupoide Rosazea.

Sie treten bevorzugt periokulär, perioral sowie an den Wangen auf, gehäuft bei Dunkelhäutigen. Die übrige Gesichtshaut kann ein diffuses Erythem aufweisen. Die Therapie ist meist schwierig (☞ Kapitel 4., Lehmann 2005, Plewig 2012). Die Diagnose sollte histologisch gesichert werden. Histologisch und klinisch kann die Erkrankung schwer von einer Sarkoidose abgrenzbar sein (Helm, Menz, Gibson und Dicken 1991).

Morbus Morbihan

Neben persistierenden Erythemen kommt es durch verstärkte Beteiligung der Lymphgefäße zu derben, kaum eindrückbaren Ödemen insbesondere in der oberen Gesichtshälfte (Stirn, Augenlider, Nase, Wangen; ☞ Abb. 3.8; Gauwerky et al. 2009).

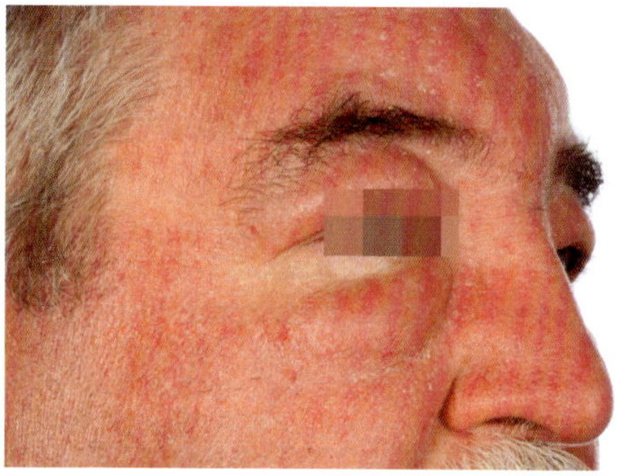

Abb. 3.8: Morbus Morbihan mit diffusem Erythem bei deutlichem Lymphödem.

Die Erkrankung wird als seltene Komplikation der Rosazea angesehen (Lamparter, Kottler, Cursiefen, Pfeiffer und Pitz 2010). Namensgebend ist die Region Morbihan in der Bretagne, in der diese Erkrankung gehäuft auftritt und zuerst beschrieben wurde (Holzle, Jansen und Plewig 1995).

Extrafaziale Rosazea

Nicht so selten manifestiert die Rosazea sich außerhalb des Gesichts, bevorzugt bei Männern. Die betroffenen Areale wie oberer Rücken, Brust (☞ Abb. 3.9a), Nacken und Kapillitium (☞ Abb. 3.9b) sind dabei meist sonnenexponiert (Bostanci, Borelli und Schaller 2010; Pereira, Vieira und Basto 2008).

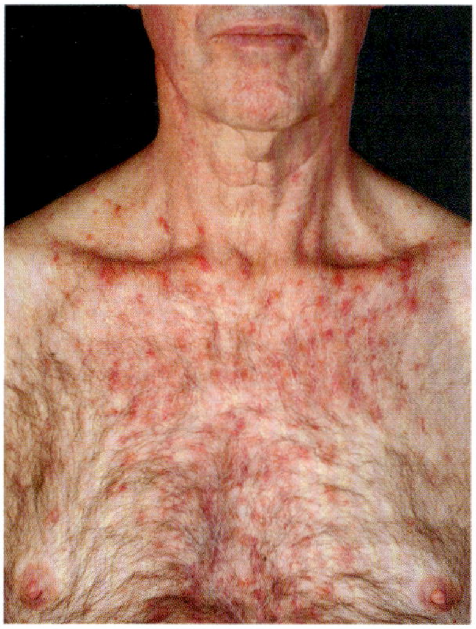

a

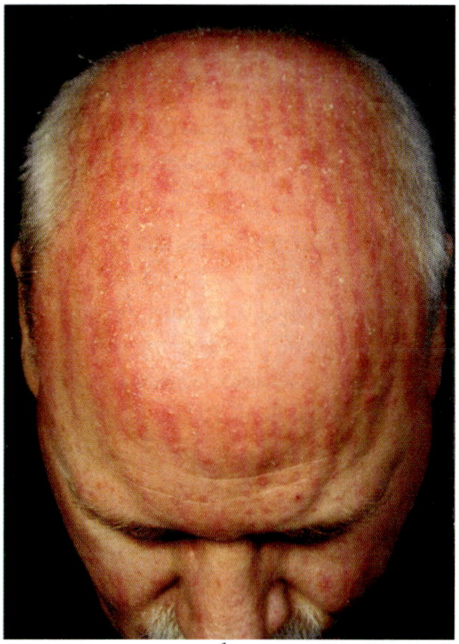

b

Abb. 3.9a+b: **a:** Extrafaziale Rosazea mit Papeln, Pusteln und kleineren Knoten am oberen Stamm. **b:** Extrafaziale Rosazea mit Papeln und Pusteln am Kapillitium.

Gramnegative Rosazea

Sehr selten kommt es nach monatelanger Therapie einer Rosazea mit topischen oder systemischen Antibiotika durch Selektion gramnegativer Keime zu einer entzündlichen Erkrankung mit Pusteln auf erythematösem Grund, was als gramnegative Rosazea bezeichnet wird. Aufgrund der andersartigen Therapie ist eine Abgrenzung zur Rosacea papulopustulosa essenziell. Diagnostisch wegweisend ist hierbei der Nachweis von gramnegativen Bakterien (am häufigsten Klebsiellen, *Proteus* spp., *E. coli*, *Acinetobacter* spp., *Pseudomonas* spp.; Gauwerky et al. 2009).

Rosazea im Kindes- und Jugendalter

Bei Kindern und Jugendlichen gilt die Rosazea als selten, was jedoch auch daran liegen könnte, dass sie häufig übersehen oder nicht richtig diagnostiziert wird. Das Erscheinungsbild kann dem bei Erwachsenen entsprechen mit Erythemen, Teleangiektasien und Papulopusteln (☞ Abb. 3.10a), aber auch einer perioralen Dermatitis ähneln (Kroshinsky und Glick 2006). Phyme wurden bei Kindern bisher nicht beobachtet. Im Kindes- und Jugendalter stehen okuläre Symptome wie rezidivierende Chalazien und Blepharokonjunktivitiden häufig im Vordergrund (☞ Abb. 3.10b) bei oft nur geringer Ausprägung der kutanen Rosazea (Drolet und Paller 1992). Schwere Komplikationen wie Keratitis und Hornhautulzerationen sind im Vergleich zu Erwachsenen häufiger, insbesondere bei Mädchen. Bei etwa 50 % der an Rosazea erkrankten Kinder gehen die okulären Symptome den Hautsymptomen voraus (Chamaillard et al. 2008).

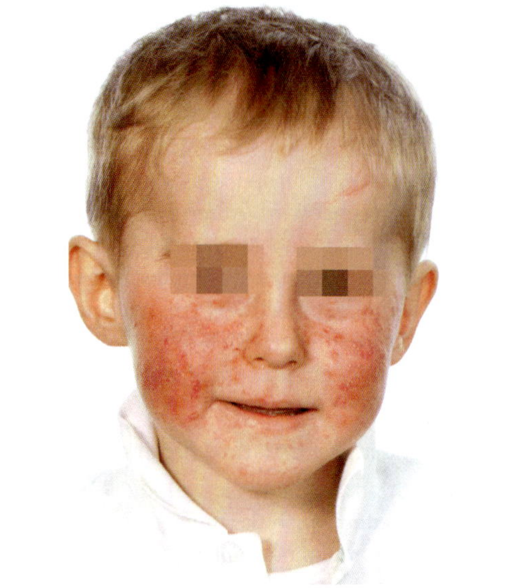

a

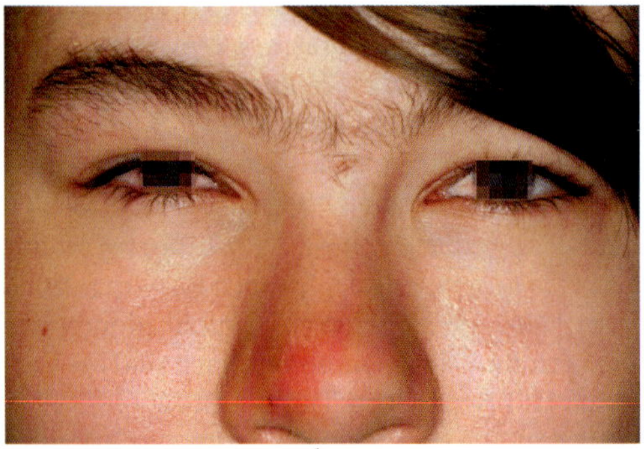

b

Abb. 3.10a+b: **a:** Rosacea papulopustulosa im Kindesalter. **b:** Ausgeprägte okuläre Rosazea im Kindesalter mit Lichtempfindlichkeit und deutlicher Blepharokonjunktivitis bei gering ausgeprägtem kutanen Befall.

3.2. Moderne Klassifikation der Rosazea in Phänotypen

Die Diagnose der Rosazea erfolgte in der Vergangenheit klinisch größtenteils gemäß den Empfehlungen des Expertengremiums der nationalen Rosazea-Gesellschaft (*National Rosacea Society*, NRS) von 2002. Gemäß diesen Empfehlungen wurden die Rosazea-Merkmale in die

- Hauptmerkmale
  - transiente Erytheme
  - persistierende Erytheme
  - entzündliche Papeln und Pusteln sowie
  - Teleangiektasien

und die

- Nebenmerkmale
  - Phyme
  - brennende oder stechende Missempfindungen
  - erythematöse Plaques
  - trockene, schuppende Gesichtshaut
  - Ödeme
  - periphere Lokalisation sowie
  - Augenbeteiligung

eingeteilt, wobei die Hauptmerkmale auch einzeln als diagnostisch für die Rosazea galten. Da bestimmte dieser Merkmale tendenziell gemeinsam auftreten, war basierend auf den klinischen Symptomen insbesondere im angloamerikanischen Sprachraum gemäß den Empfehlungen der NRS eine Klassifikation in vier Subtypen gebräuchlich (☞ Kapitel 3.1.), die die häufigsten gemeinsam auftretenden Merkmale zusammenfasste (Wilkin et al. 2002).

Diese von der NRS schon damals als Grundgerüst bezeichnete Klassifikation half dabei, die Rosazea als Krankheit anzuerkennen und stellte die Grundlage für nachfolgende Forschung auf dem Gebiet der Rosazea dar, hat jedoch auch ihre Schwächen (Tan und Steinhoff et al. 2017).

So weisen in der klinischen Realität viele Patienten die einzelnen Rosazea-typischen Merkmale nicht isoliert voneinander, sondern eher in Kombination miteinander auf (z.B. Erythem in Kombination mit entzündlichen Papeln und Pusteln oder entzündliche Papeln und Pusteln in Kombination mit Augenbeteiligung, ☞ Abb. 3.4), was nach der alten Klassifikation einer Erstreckung der Merkmale eines Patienten auf verschiedene Subtypen entsprechen würde. Passend dazu zeigten aktuelle Forschungsergebnisse auch auf Transkriptom-Ebene neben bestimmten Unterschieden auch gewisse Überlappungen zwischen den verschiedenen kutanen Subtypen der Rosazea (Buhl et al. 2015, Steinhoff et al. 2011).

Die Klassifizierung in Subtypen erfasst zudem nicht umfassend die gesamte Breite der klinischen Manifestationen und die Möglichkeit einer zeitlichen Schwankung, kann die Einschätzung des

Schweregrads verfälschen und erschwert die Beurteilung von Interventionen sowie eines möglichen Fortschreitens zwischen den verschiedenen Subtypen (Holmes und Steinhoff 2017, Tan und Steinhoff et al. 2017).

Ein individuell auf die Krankheitsausprägung und Beschwerden des einzelnen Patienten zugeschnittener Ansatz kann dagegen im Gegensatz zu einer Einordnung in vordefinierte Subtypen die individuelle Versorgung und somit das Outcome der Patienten verbessern (Gallo et al. 2018, Tan und Almeida et al. 2017; Tan, Berg, Gallo und Del Rosso 2018, van Zuuren et al. 2019, Clanner-Engelshofen et al. 2022).

Vor diesem Hintergrund und unter Berücksichtigung neuer Erkenntnisse in der Rosazea-Pathogenese haben internationale Experten einen gemeinsamen Konsens zur Diagnostik und Therapie der Rosazea erarbeitet. Nach diesen sogenannten ROSCO (*Global ROSacea COnsensus*)-Empfehlungen wird die Rosazea nicht mehr wie bisher üblich in Subtypen, sondern basierend auf den individuellen Symptomen des Krankheitsbildes in sogenannte Phänotypen eingeteilt. Der Begriff "Phä-

Diagnostische Kriterien	Hauptmerkmale	Nebenmerkmale
Persistierendes zentrofaziales Erythem mit periodischer Intensivierung durch potenzielle Triggerfaktoren	• *Flushing*/transientes zentrofaziales Erythem	• Brennen
Phymatöse Veränderungen	• Entzündliche Papeln und Pusteln	• Stechen
	• Zentrofaziale Teleangiektasien (nicht UV- oder steroidbedingt; nicht isoliert perinasal)	• Ödem
	• Okuläre Manifestationen - Teleangiektasien am Lidrand - Blepharitis - Keratitis/ Konjunktivitis/ Sklerokeratitis	• Hauttrockenheit

Tab. 3.1: Diagnostische Kriterien, Haupt- und Nebenmerkmale der Rosazea nach ROSCO (*ROSacea COnsensus*). Modifiziert nach Schaller et al. 2019 und Tan und Almeida et al. 2017.

Diagnostische Phänotypen	Haupt-Phänotypen	Neben-Phänotypen
Fixes zentrofaziales Erythem, das ein charakteristisches Muster aufweist und sich periodisch intensivieren kann	• *Flushing*	• Brennende Missempfindungen
Phyme	• Papeln (mit oder ohne Pusteln)	• Stechende Missempfindungen
	• Teleangiektasien	• Ödem • Trockenheit
	• Okuläre Manifestationen - Teleangiektasien am Lidrand - interpalpebrale konjunktivale Injektion - Spaten-förmige Hornhautinfiltrate - Skleritis und Sklerokeratitis	• Okuläre Manifestationen - "Honigkrusten" und Collarette-artige Ansammlungen an der Basis der Wimpern - Unregelmäßigkeiten am Lidrand - Evaporative Tränendysfunktion (rasche Tränenabbruchzeit)

Tab. 3.2: Phänotypen der Rosazea. Modifiziert nach Gallo et al. 2018.

notyp" definiert dabei die bei einem Individuum zu beobachtenden Merkmale der Erkrankung. Gemäß den ROSCO-Empfehlungen erfolgt dazu eine Einordnung der individuellen Symptome der Erkrankung in verschiedene diagnostische Kriterien sowie Haupt- und Nebenmerkmale (☞ Tab. 3.1; . Für die Diagnose einer Rosazea ist mindestens ein diagnostisches Kriterium oder zwei Hauptmerkmale erforderlich. Nebenmerkmale können die Diagnose einer Rosazea stützen, sie rechtfertigen jedoch ohne Vorliegen mindestens eines diagnostischen Kriteriums oder zweier Hauptmerkmale nicht die Diagnose einer Rosazea (Schaller et al. 2019, Tan und Almeida et al. 2017).

Auch die NRS hat den symptomorientierten Ansatz inzwischen aufgegriffen und schlägt ebenfalls eine Aktualisierung der Standardklassifikation weg von Subtypen hin zu Phänotypen vor. Die durch die NRS als Phänotypen bezeichneten Symptome stimmen dabei weitgehend mit den durch ROSCO als diagnostische Kriterien, Haupt- und Nebenmerkmale bezeichneten Symptomen überein (☞ Tab. 3.2). Dabei werden die unterschiedlichen Merkmale der Rosazea auf der Grundlage aktueller wissenschaftlicher Erkenntnisse als ein Kontinuum der Entzündung angesehen, was eine Erklärung für das mögliche Fortschreiten der Erkrankung zwischen verschiedenen Merkmalen (z.B. initial Präsentation mit *Flushing*, dann Übergang zu persistierenden Erythemen und im weiteren Verlauf Entwicklung von Papeln und Pusteln sowie ggf. zusätzlich Entwicklung von Phymen) darstellen kann). Analog zu ROSCO ist nach den Empfehlungen der NRS zur Diagnose einer Rosazea ebenfalls mindestens ein diagnostischer oder zwei Haupt-Phänotypen erforderlich (Gallo et al. 2018).

Die Empfehlungen von ROSCO und NRS hin zu einem Phänotypen-basierten Ansatz haben mittlerweile Einzug erhalten in die deutsche S2k-Leitlinie aus dem Jahre 2022 (Clanner-Engelshofen et al. 2022).

3.5. Literatur

1. Akpek EK, Merchant A, Pinar V, Foster CS (1997) Ocular rosacea: patient characteristics and follow-up. Ophthalmology 104: 1863-1867.

2. Aloi F, Tomasini C, Soro E, Pippione, M. (2000) The clinicopathologic spectrum of rhinophyma. J Am Acad Dermatol 42: 468-472.

3. Borrie P (1953) Rosacea with special reference to its ocular manifestations. Br J Dermatol, 65: 458-463.

4. Bostanci O, Borelli C, Schaller M (2010) Treatment of extrafacial rosacea with low-dose isotretinoin. Acta Derm Venereol 90: 409-410

5. Browning DJ, Proia AD (1986) Ocular rosacea. Surv Ophthalmol 31: 145-158.

6. Buhl T, Sulk M, Nowak P, et al (2015) Molecular and Morphological Characterization of Inflammatory Infiltrate in Rosacea Reveals Activation of Th1/Th17 Pathways. J Invest Dermatol 135: 2198-2208.

7. Chamaillard M, Mortemousque B, Boralevi F, Marques da Costa C, Aitali F, Taieb A, Leaute-Labreze C (2008) Cutaneous and ocular signs of childhood rosacea. Arch Dermatol 144: 167-171.

8. Clanner-Engelshofen BM, Bernhard D, Dargatz S, Flaig MJ, Gieler U, Kinberger M, Klövekorn W, Kuna AC, Läuchli S, Lehmann P, Nast A, Pleyer U, Schaller M, Schöfer H, Steinhoff M, Schwennesen T, Werner RN, Zierhut M, Reinholz M (2022) J Dtsch Dermatol Ges 20: 1147-1167.

9. Drolet B, Paller AS (1992) Childhood rosacea. Pediatr Dermatol 9: 22-26.

10. Forton F, De Maertelaer V. (2019) Erythematotelangiectatic rosacea may be associated with a subclinical stage of demodicosis: a case-control study. Br J Dermatol 181: 818-825.

11. Forton F, Germaux MA, Brasseur T, et al. (2005) Demodicosis and rosacea: epidemiology and significance in daily dermatologic practice. J Am Acad Dermatol 52: 74-87.

12. Forton FM (2012) Papulopustular rosacea, skin immunity and Demodex: pityriasis folliculorum as a missing link. J Eur Acad Dermatol Venereol 26: 19-28.

13. Forton FMN, De Maertelaer V. (2018) Papulopustular rosacea and rosacea-like demodicosis: two phenotypes of the same disease? J Eur Acad Dermatol Venereol 32: 1011-1016.

14. Gallo RL, Granstein RD, Kang S, Mannis M, Steinhoff M, Tan J, Thiboutot D (2018) Standard classification and pathophysiology of rosacea: The 2017 update by the National Rosacea Society Expert Committee. J Am Acad Dermatol 78: 148-155.

15. Gauwerky K, Klovekorn W, Korting HC, et al. (2009) Rosacea. J Dtsch Dermatol Ges 7: 996-1003.

16. Gerber PA, Kukova G, Buhren BA, Homey B (2011) Density of Demodex folliculorum in patients receiving epidermal growth factor receptor inhibitors. Dermatology 222: 144-147.

17. Helm KF, Menz J, Gibson LE, Dicken CH (1991) A clinical and histopathologic study of granulomatous rosacea. J Am Acad Dermatol 25(6 Pt 1): 1038-1043.

18. Holmes AD, Steinhoff M (2017) Integrative concepts of rosacea pathophysiology, clinical presentation and new therapeutics. Exp Dermatol 26: 659-667.

19. Holzle E, Jansen T, Plewig G (1995) [Morbihan disease—chronic persistent erythema and edema of the face]. Hautarzt 46: 796-798.

20. Jansen T, Plewig G, Kligman AM (1994) Diagnosis and treatment of rosacea fulminans. Dermatology 188: 251-254.

21. Kroshinsky D, Glick SA (2006) Pediatric rosacea. Dermatol Ther 19: 196-201.

22. Lamparter J, Kottler U, Cursiefen C, Pfeiffer N, Pitz S. (2010) [Morbus Morbihan : A rare cause of edematous swelling of the eyelids]. Ophthalmologe 107: 553-557.

23. Lehmann P (2005) [Rosacea. Clinical features, pathogenesis and therapy]. Hautarzt 56: 871-885; quiz 886-877.

24. Pereira TM, Vieira AP, Basto AS (2008) Rosacea with extensive extrafacial lesions. Int J Dermatol 47: 52-55.

25. Plewig G, Jansen T, Kligman AM (1992) Pyoderma faciale. A review and report of 20 additional cases: is it rosacea? Arch Dermatol 128: 1611-1617.

26. Plewig G, Landthaler M, Burgdorf WHC, Hertl M, Ruzicka T (2011) Braun-Falco´s Dermatologie, Venerologie und Allergologie. 6. Auflage. Berlin-Heidelberg: Springer.

27. Reinholz Mn Tietze JK, Kilian K, Schaller M, et al. (2013) Rosacea – S1 guideline. J Dtsch Dermatol Ges 11: 768-780; 768-779

28. Schaller M, Almeida LMC, Bewley A, et al. (2020) Recommendations for rosacea diagnosis, classification and management: update from the global ROSacea COnsensus 2019 panel. Br J Dermatol 182: 1969-1976

29. Spoendlin J, Voegel JJ, Jick, SS, Meier CR (2012) A study on the epidemiology of rosacea in the U.K. Br J Dermatol 167: 598-605.

30. Steinhoff M, Buddenkotte J, Aubert J, et al. (2011) Clinical, cellular, and molecular aspects in the pathophysiology of rosacea. J Investig Dermatol Symp Proc 15: 2-11.

31. Tan J, Almeida LM, Bewley A, et al. (2017) Updating the diagnosis, classification and assessment of rosacea: recommendations from the global ROSacea COnsensus (ROSCO) panel. Br J Dermatol 176: 431-438.

32. Tan J, Berg M, Gallo RL, Del Rosso JQ (2018) Applying the phenotype approach for rosacea to practice and research. Br J Dermatol 179: 741-746.

33. Tan J, Steinhoff M, Berg M, et al., Rosacea International Study G. (2017) Shortcomings in rosacea diagnosis and classification. Br J Dermatol 176: 197-199.

34. Tatu AL (2016) Topical Steroid Induced Facial Rosaceiform Dermatitis. Acta Endocrinol (Buchar), 12: 232-233.

35. van Zuuren EJ, Fedorowicz Z, Tan J, van der Linden MMD, Arents BWM, Carter B, Charland L (2019) Interventions for rosacea based on the phenotype approach: an updated systematic review including GRADE assessments. Br J Dermatol 181: 65-79.

36. Wilkin J, Dahl M, Detmar M, Drake L, Feinstein A, Odom R, Powell F (2002) Standard classification of rosacea: Report of the National Rosacea Society Expert Committee on the Classification and Staging of Rosacea. J Am Acad Dermatol 46: 584-587.

4. Aktueller Wissensstand zur Therapie

4.1. Allgemeine Therapieprinzipien und völlige Erscheinungsfreiheit als Behandlungsziel der Rosazea-Therapie

Bei allen Phänotypen der Rosazea sollten Provokationsfaktoren wie z.B. Alkohol, scharfe Gewürze, Hitze bzw. Kälte gemieden werden. Die Patienten sollten auf einen konsequenten UV-Schutz achten, wobei physikalische Sonnenblocker wie Titandioxid oder Zinkoxid als besonders verträglich gelten. Zur Gesichtspflege sollten möglichst milde Lotionen verwendet werden. Es empfiehlt sich, auf Seifen sowie auf irritierende Inhaltsstoffe von Kosmetika (z.B. Menthol, Kampfer, Natriumlaurylsulfat, Adstringenzien) zu verzichten. Bei Bedarf können störende Hautveränderungen durch entsprechende abdeckende Kosmetika kaschiert werden (Reinholz et al. 2013).

Sofern diese "Basismaßnahmen" nicht ausreichen, sollten rasch topische bzw. systemische Medikamente eingesetzt werden, um den Patienten den hohen psychischen Leidensdruck zu nehmen.

Während in den Studien der therapeutische Erfolg als der Anteil von Patienten definiert wird, der einen erscheinungsfreien oder fast erscheinungsfreien Hautzustand erreicht, wurde in einer Neuauswertung verschiedener Studien untersucht, ob sich bezüglich wichtiger Behandlungsendpunkte, wie z.B. Lebensqualität oder Dauer des rezidivfreien Intervalls ein Unterschied zwischen erscheinungsfreien und fast erscheinungsfreien Patienten ergab. In der Auswertung gaben 59 % der *völlig erscheinungsfreien* Patienten eine maßgebliche Verbesse-

	Wirkstoffe/Therapie	Besonders geeignet bei
Allgemeinmaßnahmen	Meidung von Irritanzien sowie von auslösenden Faktoren	Alle Manifestationsformen
Topische Therapie, zugelassen	Metronidazol	Papeln und Pusteln
	Azelainsäure	Papeln und Pusteln
	Brimonidin	Erythem
	Ivermectin	Papeln und Pusteln
Topische Therapie, *Off-label-use*	Retinoide, Benzoylperoxid	Papeln und Pusteln
	Calcineurininhibitoren	Steroid-Rosazea
	Permethrin, Benzylbenzoat	Papeln und Pusteln
Systemische Therapie, zugelassen	Doxyzyklin antiinflammatorisch	Papeln und Pusteln
Systemische Therapie, *Off-label-use*	Tetrazykline, Makrolide (insbesondere Erythromyzin und Azithromyzin)	Papeln und Pusteln, okuläre Rosazea, Rosacea fulminans
	Isotretinoin	Papeln und Pusteln, Phyme, granulomatöse/fulminante/extrafaziale/Steroid-Rosazea
	Dapson	Rosacea granulomatosa, Rosacea fulminans
	Betablocker (Carvedilol)	Erythem, Reduktion der *Flush*-Symptomatik
Physikalische Therapie	Lasertherapie	Teleangiektasien, Erythem, Phyme
Operative Therapie	Plastisch-chirugische Maßnahmen (Dermabrasion, Dermashaving)	Phyme

Tab. 4.1: Therapiemöglichkeiten bei Rosazea (Schaller et al. 2016a, b; Schaller et al. 2017).

rung ihrer Lebensqualität an, aber nur 44 % der *fast erscheinungsfreien* Patienten. Zudem war die Dauer bis zum erneuten Auftreten von Hautsymptomen bei erscheinungsfeien Patienten im Durchschnitt mindestens 5 Monate länger als bei fast erscheinungsfreien Patienten (Webster et al. 2017).

Damit konnte gezeigt werden, dass die Behandlung bis zur völligen Erscheinungsfreiheit für die Patienten zahlreiche Vorteile beinhaltet.

Die aktuell zugelassenen Medikamente sowie weitere Therapiealternativen sind in Tabelle 4.1 aufgelistet.

4.2. Topische Therapie

Bislang sind in Deutschland zur Therapie der Rosazea lediglich Metronidazol, Azelainsäure und seit 2014 auch Brimonidin (Therapie des Erythems) sowie seit 2015 Ivermectin Creme 1 % zur Behandlung der Papeln und Pusteln zugelassen, jedoch gibt es auch Hinweise auf die Wirksamkeit anderer Substanzen wie Adapalen und Permethrin. Eine Übersicht über die jeweilige Wirkung auf einzelne Symptome der Rosazea ist in Tabelle 4.2 dargestellt.

	Erythem	Papeln	Pusteln
Brimonidin	++	-	-
Ivermectin	+	++	++
Azelainsäure	-	+	+
Metronidazol	-	+	+
Adapalen	-	+	+
Permethrin	-	+	+

Tab. 4.2: Topische Therapie der Rosazea und ihre Wirkung auf einzelne Symptome (Reinholz et al. 2013, Del Rosso 2012, Schaller et al. 2016a, b; Schaller et al. 2017). Symbole: - keine Wirksamkeit, + gute Wirksamkeit, ++ sehr gute Wirksamkeit. Die Empfehlungen beruhen auf persönlicher Erfahrung.

4.2.1. Metronidazol

Dieses Antibiotikum aus der Gruppe der Nitroimidazole hemmt die Nukleinsäuresynthese von anaeroben Bakterien und Protozoen (Karow und Lang-Roth 2014) und hat eine antiinflammatorische Wirkung. Es ist in Deutschland in 0,75 %iger Zubereitung (Creme, Gel, Lotion) zugelassen und kann auch als Erhaltungstherapie über einen längeren Zeitraum appliziert werden, wobei die Frequenz dann den Symptomen angepasst werden sollte (Reinholz et al. 2013, Lehmann 2005). Eine Langzeitanwendung über Jahre ist möglich und sinnvoll. Die Gefahr einer Resistenzbildung besteht nicht, da alle in Frage kommenden Hautkeime eine primäre Resistenz aufweisen. In Einzelfällen wurde eine Typ IV-Sensibilisierung gegen Metronidazol beobachtet (Madsen et al. 2007).

4.2.2. Azelainsäure

Azelainsäure besitzt eine antiinflammatorische Wirkung und führt zu einer Normalisierung der Keratinisierung (Reinholz et al. 2013). Der Wirkstoff hemmt die antimikrobiellen Peptide Cathelicidin und Kallikrein 5 sowie die Aktivität einer Serinprotease, die in der Haut von Rosazea-Patienten allesamt erhöht sind (Coda et al. 2013).

Das Medikament ist Metronidazol hinsichtlich der Reduktion von Papeln und Pusteln nicht unterlegen und ist in Deutschland in 15%igen Zubereitungen zur Therapie der Rosazea zugelassen (Lehmann 2005).

4.2.3. Brimonidin

Brimonidin ist ein α_2-Adrenozeptor-Agonist, der aufgrund seiner ausgeprägten vasokonstriktorischen Eigenschaften ein rasches Abblassen des Erythems bewirkt. Darüber hinaus ist eine antiinflammatorische und ödemreduzierende Wirkung beschrieben, was möglicherweise für die Therapie des Morbus Morbihan (☞ Kapitel 4.6.5.) relevant sein könnte (Piwnica et al. 2014).

Das Arzneimittel 0,5 % Brimonidintartrat-Gel bzw. 0,3 % Brimonidin ist in Deutschland seit 2014 zur Behandlung des Gesichtserythems der Rosazea bei Erwachsenen zugelassen, jedoch sprechen Teleangiektasien sowie Papeln und Pusteln nicht auf die Therapie an. Die Wirkung setzt bereits 30 Minuten nach topischer Anwendung ein und erreicht nach 4-6 Stunden ein Maximum bei einer Wirkdauer von durchschnittlich 12 Stunden (☞ Abb. 4.1a+b; Fowler et al. 2012, Fowler et al. 2013).

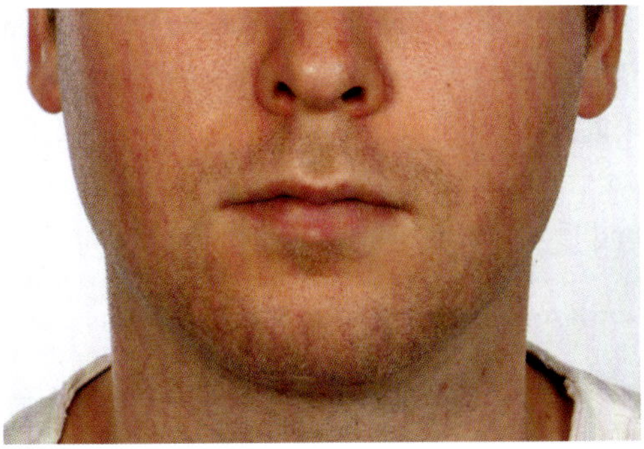

a

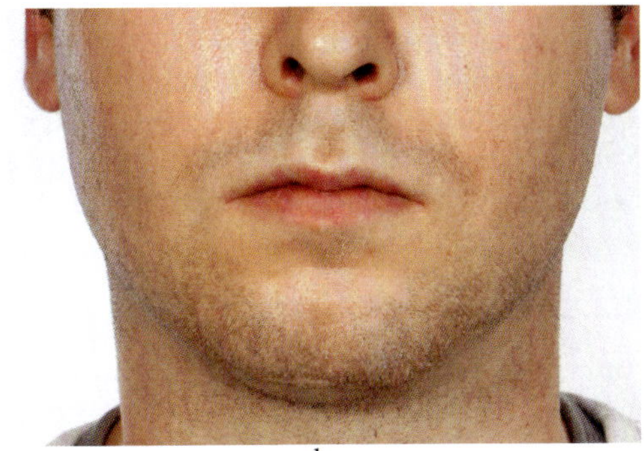

b

Abb. 4.1a+b: **a:** Erythematöse Rosazea. **b:** Deutliche Abblassung des Erythems 3 Stunden nach Anwendung von Brimonidintartrat 0,5%igem Gel.

In einer 12-monatigen offenen Beobachtungsstudie mit 450 eingeschlossenen Patienten zur Sicherheit und Wirksamkeit von 0,5 % Brimonidintartrat-Gel wurden als häufigste Nebenwirkungen eine *Flush*-Symptomatik (9,1 %), Verschlechterung des Erythems (6,5 %) bzw. der Rosazea (3,6 %), ein brennendes Gefühl (3,3 %), Hautirritationen (3,1 %), Kontaktdermatitis (2,2 %) und Pruritus (2,0 %) beschrieben. Im Verlauf der Beobachtungsphase, insbesondere nach den ersten 90 Tagen, nahmen die berichteten Nebenwirkungen ab. In zwei Fällen wurde eine Kontaktsensibilisierung gegenüber Brimonidintartrat beobachtet (Moore et al. 2014).

Eine Tachyphylaxie, für die andere α-Adrenozeptor-Agonisten wie Oxymetazolin oder Xylometazolin bei topischer Anwendung an der Nasenschleimhaut bekannt sind, wurde in den bisherigen Studien nicht beobachtet (Moore et al. 2014, Fowler et al. 2013). Bei der Tachyphylaxie kommt es nach kurzfristig wiederholter Gabe eines Medikamentes zu abgeschwächter Wirkung, die durch Dosiserhöhung nicht durchbrechbar ist (Karow, Lang-Roth 2014).

Korrespondierend zu den Nebenwirkungen in Form einer Verschlechterung der Symptomatik bei 15-20 % der Patienten in den Studien existieren Fallberichte über eine anfängliche, 1-12 Stunden andauernde Besserung des Erythems nach der Anwendung von Brimonidin, die von einer ca. 12-stündigen, selbstlimitierenden Verschlechterung gefolgt wird (Routt und Levitt 2014, Ilkovitch und Pomerantz 2014). Patienten sollten daher über eine mögliche Aggravation der Erkrankung aufgeklärt werden.

Interessanterweise zeigte sich bei einer kombinierten topischen Anwendung von Brimonidin und Ivermectin in einer Studie über 12 Wochen keine Symptomverschlechterung (Gold et al. 2017).

Brimonidintartrat wird derzeit als sicher und gut verträglich eingestuft und kann auch mit anderen Medikamenten kombiniert werden (im Rahmen der Studie verwendet: Metronidazol, Azelainsäure und Tetrazykline; Moore et al. 2014).

4.2.4. Retinoide (Vitamin A-Derivate)

Das Retinoid Adapalen wirkt keratolytisch, wobei der antibakterielle Effekt nicht gut untersucht ist. Bei topischer Applikation kann es zu Hautreizungen führen (Karow und Lang-Roth 2014). Es ist zur äußerlichen Anwendung bei Akne vulgaris zugelassen und sollte möglichst abends (dünn) aufgetragen werden, wobei die Augenregion ausgespart werden sollte (Karow und Lang-Roth 2014).

Adapalen hat möglicherweise im Vergleich zu Metronidazol eine bessere Wirkung auf Papeln und Pusteln, jedoch zeigte sich eine etwas schlechtere Wirkung auf das Erythem (Altinyazar et al. 2005).

Retinoide können auch systemisch zur Therapie einzelner Rosazeaformen verwendet werden (vgl. Kapitel 4.3.4.).

4.2.5. Ivermectin

Ivermectin ist ein sicheres und effektives antiparasitäres Medikament. Durch eine Bindung an einen Chlorid-Ionenkanal im peripheren Nervensystem von Parasiten kommt es zu Hyperpolarisation mit nachfolgender Paralyse und Tod (Kane et al. 2000). Es wirkt jedoch nicht nur antiparasitär, sondern besitzt darüber hinaus antiinflammatorische Eigenschaften: Es hemmt die Lipopolysaccharidinduzierte Bildung inflammatorischer Zytokine (z.B. Tumornekrosefaktor alpha, Interleukin 1b) und reguliert die Bildung des entzündungshemmenden Zytokins Interleukin 10 hoch (Ci et al. 2009; Stein et al. 2014).

Die Rolle der Milbenart *Demodex folliculorum* sowie der möglicherweise damit assoziierten Bakterien in der Pathogenese der Rosazea wurde bereits in Kapitel 2. beschrieben. Basierend auf diesen pathogenetischen Hintergründen wurde 2015 eine 1%ige Ivermectin-Creme zugelassen. In einer Testung versus Vehikel (12-wöchige Beobachtungsdauer) zeigte sich eine signifikante höhere Reduktion moderater und schwer ausgeprägter entzündlicher Läsionen (Papeln und Pusteln). Kutane Nebenwirkungen wie Hauttrockenheit oder Juckreiz wurden in der Vehikelgruppe häufiger beobachtet (Stein et al. 2014). Beim Vergleich von 1%iger Ivermectin-Creme (einmal täglich) zu 0,75%iger Metronidazol-Creme reduzierte Ivermectin bei 16-wöchiger Beobachtungsdauer effektiver die Anzahl entzündlicher Läsionen und war besser verträglich. Auch zeigte sich ein signifikant höherer Anteil an völlig erscheinungsfreien Patienten unter Ivermectin-Creme im Vergleich zu Metronidazol-Creme (Taieb et al. 2015). Die Therapie wird als sicher eingestuft.

In einer Subanalyse nur der Patientengruppe mit schwerer Rosazea zeigte die Ivermectintherapie bezüglich Therapieerfolg, Anteil der völlig erscheinungsfreien Patienten und der Lebensqualität deutlich bessere Ergebnisse als die Metronidazolbehandlung (Schaller et al. 2016c).

4.2.6. Permethrin, Benzylbenzoat

Permethrin und Benzylbenzoat, die üblicherweise zur Therapie der Scabies eingesetzt werden, wurden einigen Fallberichten zufolge erfolgreich bei Rosazea bzw. rosazeaartiger Demodikose eingesetzt.

Permethrin wurde in 5%iger Zubereitung (2x tägl. für 2 Wochen) meist mit oralem Ivermectin kombiniert (Allen et al. 2007, Forstinger et al. 1999). Teilweise ist auch eine längere Therapiedauer notwendig.

Benzylbenzoat (10 %) konnte zusätzlich signifikant die Milbendichte von Demodex folliculorum reduzieren (Forton et al. 1998). Aus unserer Erfahrung wird eine Behandlungsdauer von 3 Monaten empfohlen.

4.2.7. Calcineurin-Inhibitoren

Die Calcineurin-Inhibitoren Tacrolimus (0,1 %) und Pimecrolimus (1 %) wirken immunsuppressiv durch eine Blockade von T-Zell-Aktivierung und Zytokinausschüttung (Karow und Lang-Roth 2014). Sie sind zur Lokaltherapie der atopischen Dermatitis bei Erwachsenen und Kindern über 2 Jahren zugelassen. Es konnte allerdings auch eine Verbesserung von steroidinduzierter Rosazea (☞ Kapitel 4.6.4.) sowie eine Reduktion des Erythems nachgewiesen werden (Goldman 2001, Chu 2005, Karabulut et al. 2008). Man sollte jedoch beachten, dass beide Medikamente durch die häufige Nebenwirkung einer *Flush*-Symptomatik auch das Erscheinungsbild einer Rosazea aggravieren können (Antille et al. 2004).

4.2.8. Antibiotika

Antibiotika wie Clindamycin (1 %), Erythromycin und Tetrazyklin können zwar die Zahl von Papeln, Pusteln und Knoten der Rosazea reduzieren, werden aber aufgrund einer möglichen Resistenzentwicklung bei topischer Anwendung derzeit nicht zur Therapie empfohlen (Reinholz et al. 2013).

Zur Therapie der Ophthalmorosazea mit Azithromycin ☞ Kapitel 4.3.2. und 4.6.6.

4.2.9. Oxymetazolin 1%ige Creme

Anfang Januar 2017 wurde in den USA der selektive α_1-adrenerge Rezeptoragonist Oxymetazolin als 1%ige Creme zur topischen Therapie des persistierenden Gesichtserythems bei Rosazea zugelassen (Stein-Gold et al. 2018).

Oxymetazolin scheint langsamer anzufluten und erst nach 9 Stunden – nicht wie Brimonidin schon nach 3 Stunden – eine maximale Wirkung zu zeigen. Insgesamt ist die Erythemreduktion im Vergleich zu Brimonidin nicht so ausgeprägt. In einer Langzeitstudie über ein Jahr war die Abbruchrate mit 17 % um 20 % geringer als unter Brimonidin. Entsprechend geringer ist die Anzahl medikamentöser Nebenwirkungen wie Brennen und Erythemverschlechterung (Stein-Gold et al. 2018).

Eine Zulassung in Europa ist nicht zu erwarten, da Oxymetazolin versus Brimonidin aufgrund der bekannten Studienergebnisse für Oxymetazolin eine Überlegenheit wie von der EMA gefordert nicht erwarten lässt. In den USA muss im Gegensatz dazu nur gegen Placebo getestet werden.

4.3. Systemische Therapie

Eine systemische Therapie der Rosazea ist bei mäßig bis schwerer Rosacea papulopustulosa, aber auch bei den Sonderformen wie z.B. der Rosacea conglobata, Rosacea fulminans, der okulären Rosazea und der Rosacea granulomatosa indiziert.

Bislang ist nur niedrig dosiertes Doxyzyklin für die Therapie der Rosacea papulopustulosa zugelassen. Als weitere Wirkstoffe im Sinne eines *Off-label-use* stehen Tetrazykline (Tetrazyklin, Minozyklin) sowie Makrolide und Isotretinoin zur Verfügung. In Einzelfällen kann auch der Einsatz von Dapson, Betablockern, Ivermectin oder Glukokortikoiden sinnvoll sein.

Anmerkung: Im Folgenden sind jeweils nur die wichtigsten Nebenwirkungen und Kontraindikationen aufgeführt. Für ausführlichere Informationen sei auf die pharmakologische Standardliteratur verwiesen. Die angegebenen Dosierungen beziehen sich jeweils auf die Therapie der Rosazea und sind lediglich als Orientierungswerte zu verstehen.

4.3.1. Tetrazykline (Tetrazyklin, Doxyzyklin, Minozyklin)

Das Tetrazyklin Doxyzyklin (alternativ Tetrazyklin oder Minozyklin) ist in der Regel Therapie der ersten Wahl zur Reduktion ausgeprägter Papeln und Pusteln.

Die erythemreduzierende Wirkung beruht auf dem guten therapeutischen Effekt gegenüber den Papeln und dem Umgebungserythem – das zugrunde liegende Erythem wird weniger gut beeinflusst (☞ Abb. 4.2a+b).

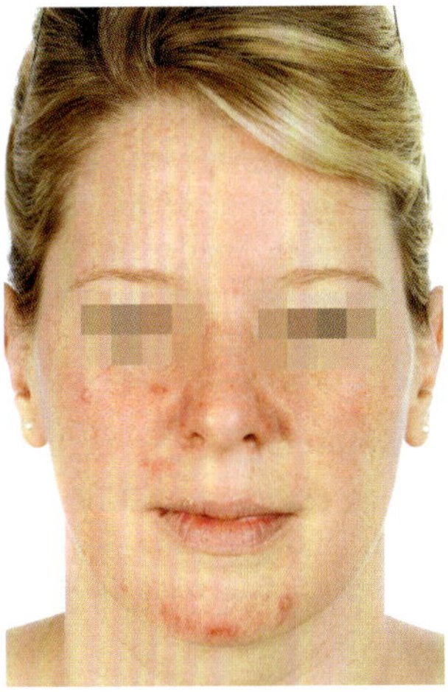

a

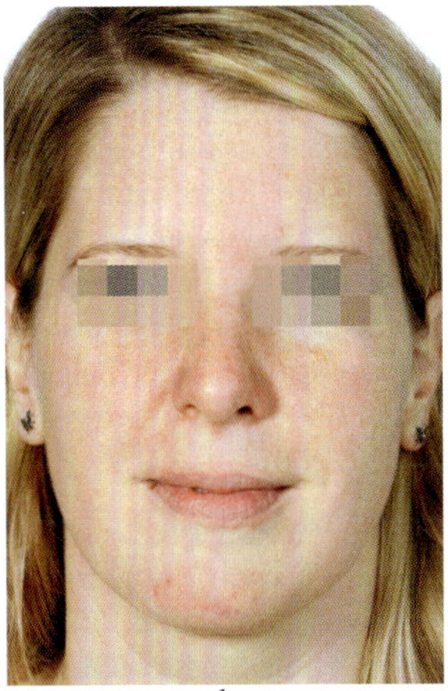

b

Abb. 4.2a+b: **a:** Papulopustulöse Rosazea. **b:** Abheilung der Papeln und Pusteln unter einer Behandlung mit niedrig dosiertem Doxycyclin 40 mg/die über drei Monate. Eine Besserung des Erythems ist durch die Abheilung der erythematösen Papeln bedingt. Deutlich wird jedoch, dass das zugrunde liegende Erythem durch Doxycyclin nicht beeinflusst wird.

Wirkung

Tetrazykline wirken bakteriostatisch, indem sie durch eine Bindung an die 30 S-Untereinheit der 70 S-Ribosomen binden und die Proteinsynthese hemmen (Karow und Lang-Roth 2014). Sie besitzen unabhängig von ihren antibiotischen Eigenschaften auch antiinflammatorische Wirkungen, die bereits bei subantibiotischen Dosen auftreten (Del Rosso et al. 2007). Sie inhibieren Angiogenese, Neutrophilen-Chemotaxis, Metalloproteinasen und reduzieren entzündungsfördernde Zytokine (Sapadin und Fleischmajer 2006). Darüber hinaus reduziert Doxyzyklin die Bildung von Stickstoffmonooxid sowie von reaktiven Sauerstoffradikalen (Hoyt et al. 2006, Akamatsu et al. 1992), wodurch sich wiederum Vasodilatation und Bindegewebsschädigung verringern, die ja auch bei der Rosazea eine pathogenetische Rolle spielen.

Nebenwirkungen

Gastrointestinale Störungen, Überempfindlichkeitsreaktionen, phototoxische Reaktionen, vaginale Kandidosen, Einlagerung in Knochen und Zähne.

Unter Einnahme von Minozyklin sind Hyperpigmentierungen von Haut, Schleimhaut, Zähnen und Knochen möglich (Rote Liste 2019) und es treten – im Vergleich zu Doxyzyklin – häufiger Arzneiexantheme, neurologische Beschwerden, Atemwegsstörungen, Eosinophile, Autoimmunerkrankungen und das DRESS-Syndrom (*Drug Rash with Eosinophilia and Systemic Symptoms*) auf (Lebrun-Vignes et al. 2012). Bei letzterem kommt es zu Fieber sowie zu einem generalisierten Exanthem, Lymphadenopathie, einer Beteiligung innerer Organe und Blutbildveränderungen (Camous et al. 2012).

Kontraindikationen

Schwangerschaft (Beeinträchtigung von Zahn- und Knochenwachstum) und Stillzeit, Kinder <8 Jahren, Leberfunktionsstörungen, Niereninsuffizienz.

Bei gleichzeitiger Gabe oraler Retinoide besteht die Gefahr des Pseudotumor cerebri, einer benignen Erhöhung des intrakraniellen Druckes (Rote Liste 2019).

Anmerkungen

Eine Stunde vor bis eine Stunde nach der Einnahme sollten Milchprodukte gemieden werden, da diese zu einer verminderten Resorption führen können. Die gleichzeitige Einnahme von Antazida führt zu verminderter Resorption. Tetrazyklin sollte nüchtern eingenommen werden und ist daher etwas schlechter verträglich. Die Einnahme von Doxy- bzw. Minozyklin ist mit Lebensmitteln, jedoch nicht mit Milch möglich.

Der Patient sollte aufgrund der dosisabhängigen Phototoxizität über einen konsequenten UV-Schutz aufgeklärt werden (Rote Liste 2019, Karow und Lang-Roth 2014).

Zur Langzeittherapie ist aufgrund des Wirksamkeits-Risiko-Profils niedrig dosiertes Doxyzyklin 40 mg einmal täglich vorzuziehen (☞ Abb. 4.2a+b). Minozyklin sollte nicht mehr als *First-line*-Therapie entzündlicher Dermatosen verwendet werden (Reinholz et al. 2013).

Eine Kombination aus oralen Tetrazyklinen und topischen Therapien (z.B. Metronidazol oder Azelainsäure) wird empfohlen (Reinholz et al. 2013).

Empfohlene Laborkontrollen

Blutbild, Leber- und Nierenwerte alle 4 Wochen für die ersten 3 Monate.

Dosierung

- Doxyzyklin 40-100 mg/d über einen Zeitraum von 3-6 Monaten
- Tetrazyklin 250-1000 mg/d
- Minozyklin 50-100 mg/d

Doxyzyklin wirkt aufgrund der oben genannten Pathomechanismen auch in niedriger, teilretardierter, subantibiotischer Dosierung von 40 mg täglich. Der entscheidende Vorteil der niedrigen Dosierung liegt in einer deutlichen Reduktion der Nebenwirkungen und dem Ausbleiben einer Resistenzentwicklung (Del Rosso et al. 2007, Sobottka und Lehmann 2009).

4.3.2. Makrolide

Eine Alternative zu den Tetrazyklinen sind die Makrolidantibiotika Erythromycin, Azithromycin und Clarithromycin (oral anwendbare Schmalspektrumantibiotika), die auch in der Schwangerschaft sowie bei Kindern unter 8 Jahren verabreicht werden können (Rote Liste 2014, Karow und Lang-Roth 2014).

Nach Möglichkeit sollte Azithromycin bevorzugt werden. Azithromycin ist im Vergleich zu Erythromycin chemisch stabiler und wird besser vertragen. Es wird nach oraler Gabe rasch in den Kreislauf aufgenommen, im Intrazellularraum gespeichert und von dort aus langsam wieder freigesetzt. Dies ermöglicht seltenere Einnahmen und kann dadurch die Compliance begünstigen. Darüber hinaus zeigt es eine Affinität für entzündete Gewebe und zeichnet sich durch weniger Arzneimittelinteraktionen im Vergleich zu anderen Makrolidantibiotika aus (Alvarez-Elcoro und Enzler 1999, Akhyani et al. 2008).

Wirkung

Azithromycin reduziert die Neutrophilenmigration, hemmt die Neutrophilen- und Eosionophilenaktivierung und unterdrückt die Freisetzung reaktiver Sauerstoffspezies sowie die Bildung proinflammatorischer Zytokine. Dadurch wirkt es antientzündlich (Labro 2004). Hinsichtlich der Reduktion entzündlicher Läsionen bei Rosacea papulopustulosa hat Azithromycin eine dem Doxyzyklin vergleichbare Wirkung. In der entsprechenden unverblindeten Studie wurde Azithromycin in absteigender Dosierung (500 mg 3x/Woche im ersten Monat, 250 mg 3x/Woche im zweiten Monat und anschließend 250 mg 2x/Woche) mit Doxyzyklin (100 mg/Tag) verglichen (Akhyani et al. 2008). Auch bei okulärer Rosazea kann Azithromycin eine signifikante Besserung der Augensymptomatik erzielen (500 mg 3x/Woche über 4 Wochen, Bakar et al. 2009).

Nebenwirkungen

Gastrointestinale Beschwerden, Leberfunktionsstörungen (Anstieg von Transaminasen, alkalischer Phosphatase und Bilirubin), Überempfindlichkeitsreaktionen (Rote Liste 2014).

Kontraindikationen

Eingeschränkte Nierenfunktion (Kreatinin-Clearance <30-40 ml/min, substanzabhängig), schwere Leberschäden, QT-Verlängerung. Strenge Indikationsstellung in der Schwangerschaft.

Azithromycin kann als gute Alternative zu Doxyzyklin angesehen werden. Möglicherweise ist die Therapiedauer hierunter im Vergleich zu Tetrazyklinen verkürzt.

> Cave: Erythromycin und Clarithromycin können durch Inhibition von Cytochrom P450 zahlreiche Interaktionen mit anderen Arzneimitteln bewirken (Karow und Lang-Roth 2014).

Dosierung

- Erythromycin 250-1.000 mg/d
- Für Azithromycin
  - 500 mg dreimal pro Woche für 4 Wochen
  - gefolgt von zweimal pro Woche
  - dann einmal pro Woche, jeweils über 4 Wochen

bestehen nach unserer Erfahrung die besten Ergebnisse.

4.3.3. Metronidazol

Wirkung

☞ auch Kapitel 4.2.1.

Metronidazol kann bei Rosazea nicht nur topisch, sondern auch systemisch eingesetzt werden und verringert die Anzahl von Papeln und Pusteln (Pye und Burton 1976). Es wurde erfolgreich zur Therapie der Rosacea conglobata artigen Demodikose eingesetzt (Schaller et al. 2003).

Nebenwirkungen

Gastrointestinale Störungen, metallischer Geschmack, Dunkelverfärbung des Urins, Leberfunktionsstörung, Blutbildveränderungen, Sprosspilzinfektionen; sehr selten Enzephalopathien, Neuropathien, Auftreten von Krämpfen (Rote Liste 2014).

Kontraindikationen

Schwere Leberschäden, Erkrankungen des ZNS oder PNS, Störungen der Blutbildung, 1. Trimenon (strenge Indikationsstellung im 2. und 3. Trimenon).

Anmerkungen

Auf den Genuss von Alkohol sollte während der Therapie verzichtet werden, da Metronidazol alkoholbedingte Kopfschmerzen begünstigt.

Empfohlene Laborkontrollen

Blutbild, Leber- und Nierenwerte alle 4 Wochen für die ersten 3 Monate.

Dosierung

200 mg 2x/d; bei *Demodex*-Follikulitis: 250 mg 3x/d über 2 Wochen.

4.3.4. Retinoide

Retinoide werden primär zur oralen Behandlung der Akne eingesetzt.

Wirkung

Sie wirken keratolytisch, reduzieren die Größe der Talgdrüsen und die Talgproduktion und besitzen auch antiinflammatorische und immunmodulatorische Eigenschaften (Park und Del Rosso 2011, Karow und Lang-Roth 2014). Gollninck et al.

konnten 2010 zeigen, dass Isotretinoin bereits in niedrigeren Dosierungen effektiv Papeln und Pusteln sowie Bindegewebs- und Talgdrüsenhperplasien reduzieren kann. Getestet wurden Dosierungen von 0,1 mg, 0,3 mg und 0,5 mg pro Kilogramm Körpergewicht versus Doxyzyklin (100 mg täglich für zwei Wochen, anschließend 50 mg täglich) über 12 Wochen.

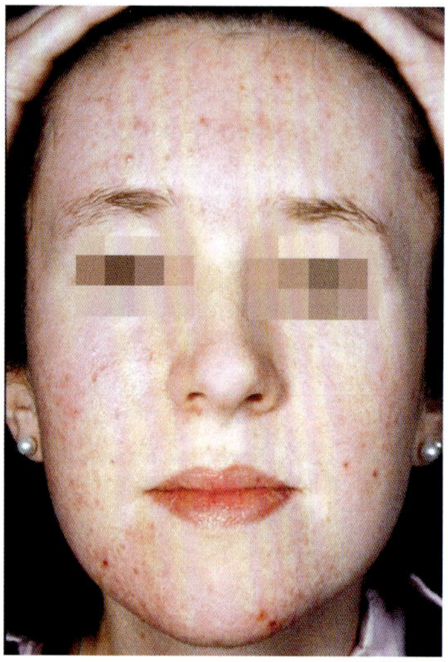

a

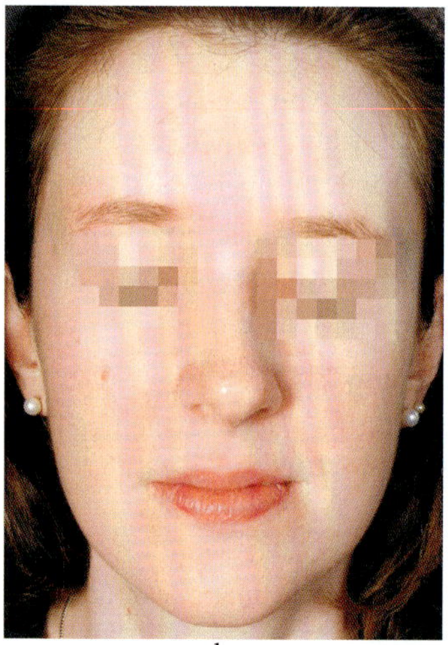

b

Abb. 4.3a+b: **a:** Papulopustulöse Rosazea. **b:** Abheilung der Papeln und Pusteln unter einer Behandlung mit Isotretinoin 10 mg/d bis jeden zweiten Tag nach acht Wochen.

Dabei erwies sich 0,3 mg/kg KG als effektive und gut verträgliche Therapieoption (Gollnick et al. 2010). Die Verwendung von Isotretinoin ist insbesondere bei schweren und mittelschweren Rosazea-Formen (☞ Abb. 4.3a+b) und vor allem bei begleitender Seborrhö sowie einigen Subtypen wie der phymatösen, granulomatösen, fulminanten oder Steroid-Rosazea indiziert (Reinholz et al. 2013, Jansen und Plewig 1998).

Auch bei der extrafazialen oft granulomatösen Rosazea wurde eine schnellere Besserung durch Isotretinoin 10 mg/d beschrieben (☞ Abb. 4.4a+b und 4.5a+b, Bostanci et al. 2010).

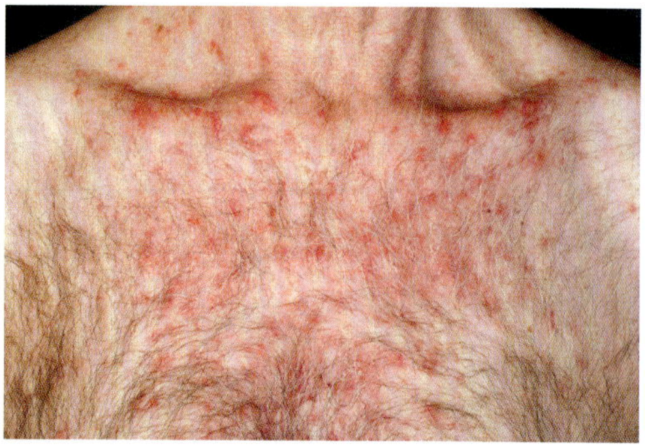

a

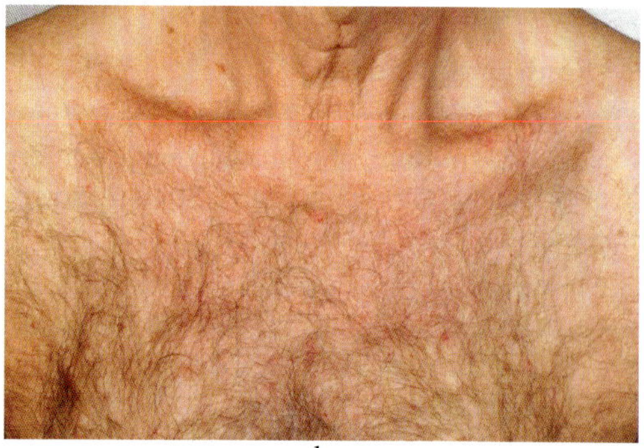

b

Abb. 4.4a+b: **a:** Extrafaziale Rosazea mit zahlreichen Papeln, Pusteln und kleineren Knoten am oberen Stamm. **b:** Vollständige Abheilung unter Isotretinoin 10 mg für etwa vier Monate.

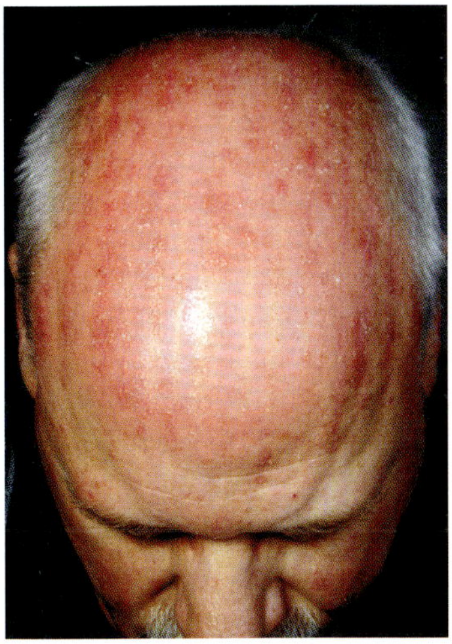

a

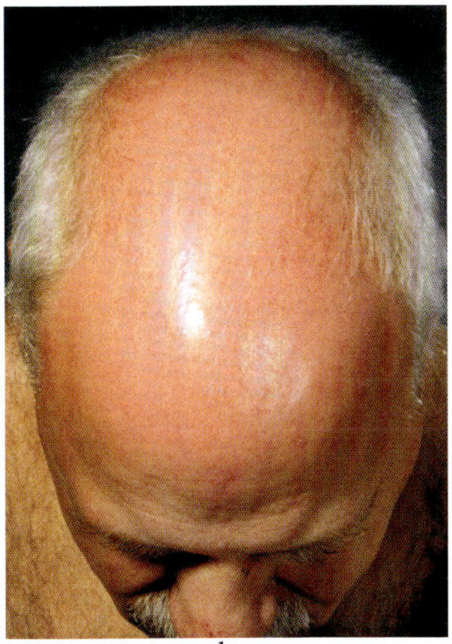

b

Abb. 4.5a+b: **a:** Extrafaziale Rosazea mit Papeln und Pusteln am Kapillitium. **b:** Abheilung unter Isotretinoin.

Nebenwirkungen

Cheilitis, trockene Haut; erst bei höheren Dosierungen als 10 mg/d Retinoiddermatitis, trockene Schleimhäute und Augen, Erhöhung von Transaminasen und Triglyceriden, Blutbildveränderungen (Rote Liste 2014). **Cave:** dosisunabhängige Teratogenität!

Kontraindikationen

Schwangerschaft, Leberinsuffizienz, stark erhöhte Blutfettwerte sowie eine gleichzeitige Behandlung mit Tetrazyklinen (Gefahr eines Pseudotumor cerebri, Rote Liste 2014). Für Isotretinoin stellt außerdem eine Allergie gegen Erdnüsse und Sojabohnen eine Kontraindikation dar, da diese Bestandteile der Kapsel sein könnten (Karow und Lang-Roth 2014). Die klinische Relevanz ist umstritten.

Anmerkungen

Aufgrund der Teratogenität ist bei der Einnahme von Retinoiden auf eine konsequente Kontrazeption 4 Wochen vor Beginn der Therapie und 4 Wochen nach Therapieende zu achten. Der Patient sollte zudem über einen UV-Schutz aufgeklärt werden; in erster Linie, da die Rosazea UV-provoziert werden kann. Bei der vorgeschlagenen niedrigen Isotretinoindosis ist eine potentiell erhöhte Lichtempfindlichkeit klinisch nicht relevant.

Empfohlene Laborkontrolllen

Vor Therapiebeginn und nach 4 Wochen: Blutbild, Differentialblutbild, Kreatininkinase, Leberwerte, Cholesterin, Triglyceride und Nierenwerte. Danach kann unter *Low dose*-Isotretinoin auf weitere Kontrollen verzichtet werden. Obligat sind die monatliche Durchführung eines Schwangerschaftstests bei Frauen im gebärfähigen Alter (sowie 4 Wochen vor Therapiebeginn und 4 Wochen nach dem Absetzen der Therapie) und eine absolut sichere hormonelle Kontrazeption.

Dosierung

- Isotretinoin 0,1-0,3 mg/kg KG bzw. 10-20 mg/d

Bei höheren Dosierungen von 0,5 mg/kg KG/d steigt die Gefahr einer Retinoiddermatitis (Gollnick et al. 2010). Ein Behandlung mit 10 mg/d über 4-6 Monate sollte angestrebt werden, danach kann bei Erscheinungsfreiheit wenn nötig auf eine Erhaltungstherapie von 10 mg 2-3 Tabletten pro Woche reduziert oder die Therapie ganz abgesetzt werden. Eine Erhaltungstherapie mit topischem Metronidazol oder Ivermectin ist oft sinnvoll.

4.3.5. Dapson

Dapson, eine Pioniersubstanz in der Therapie der Lepra, wird derzeit vor allem in der Therapie von blasenbildenden Hauterkrankungen angewandt (Rote Liste 2014, Karow und Lang-Roth 2014). Es existieren jedoch auch Berichte über die Wirksamkeit bei der Rosacea granulomatosa (Krause et al.

2007) und Rosacea fulminans (Bormann et al. 2001).

Wirkung

Dapson wirkt entzündungshemmend, indem es neutrophile Granulozyten an der Gewebemigration hemmt und mit dem zytotoxischen, sauerstoffabhängigen System der neutrophilen Granulozyten interagiert (Coleman 1993).

Nebenwirkungen

Hämolyse, Methämoglobinämie, Zyanose, Kopf- und Magenschmerzen sowie Agranulozytose (Rote Liste 2019). Zur Reduktion der Methämoglobinämie hat sich die gleichzeitige Gabe von Cimetidin bewährt (Coleman 1993).

Kontraindikationen

Reduzierte Enzym-Aktivität der Glukose-6-Phosphat-Dehydrogenase, Anämie, schwere Lebererkrankungen, Allergie gegen Sulfonamide (Rote Liste 2014, Karow, Lang-Roth 2014).

Anmerkungen

Vor der Einleitung einer entsprechenden Therapie sollte die Aktivität der Glukose-6-Phosphat-Dehydrogenase im Blut bestimmt werden, da es bei Patienten mit reduzierter Enzymaktivität zu einer lebensbedrohlichen Hämolyse kommen kann. Unter der Therapie sind regelmäßige Kontrollen von Blutbild, Differentialblutbild und Leberwerten zu empfehlen (in den ersten 8 Wochen wöchentlich, danach alle 4 Wochen). Zusätzlich sollte alle 4 Wochen das Methämoglobin bestimmt werden.

Dosierung

50-100 mg/d (gefolgt von einer Erhaltungsdosis von 50 mg über ca. 2 Monate). Für die Behandlung der Rosazea mittels Dapson liegen bisher hauptsächlich Einzelfallberichte vor. Aufgrund nicht ausreichender Datenlage sollte eine Therapie nur in Ausnahmefällen erwogen werden.

4.3.6. Betablocker

Betablocker wie Propranolol (nicht-selektiver β-Rezeptorenblocker) oder Carvedilol (nicht-selektiver β-Rezeptorenblocker mit α1-antagonistischer Aktivität) werden in der Regel zur Therapie von arterieller Hypertonie, koronarer Herzkrankheit, Angina pectoris und tachykarden Arrythmien eingesetzt (Rote Liste 2019).

Wirkung

Die Blockade betaadrenerger Rezeptoren auf glatten Muskelzellen kutaner Gefäße führt zu Vasokonstriktion. Darüber hinaus werden durch Betablocker Angstzustände und Tachykardien reduziert. Diese genannten Faktoren können zu einer Reduktion der Erytheme und der *Flush*-Symptomatik führen (Hsu und Lee 2012). Bei Carvedilol beispielsweise sind außerdem antioxidative und antiinflammatorische Wirkungen bekannt (Layton und Thiboutot 2013). Gegenüber des Rosazea-Erythems und der *Flush*-Symptomatik sind therapeuische Dosen von 25 bis 31,25 mg/d Carvedilol wirksam, die weit unter der zugelassenen Dosis zur kardialen Therapie von 50-100 mg liegen (☞ Abb. 4.6a+b).

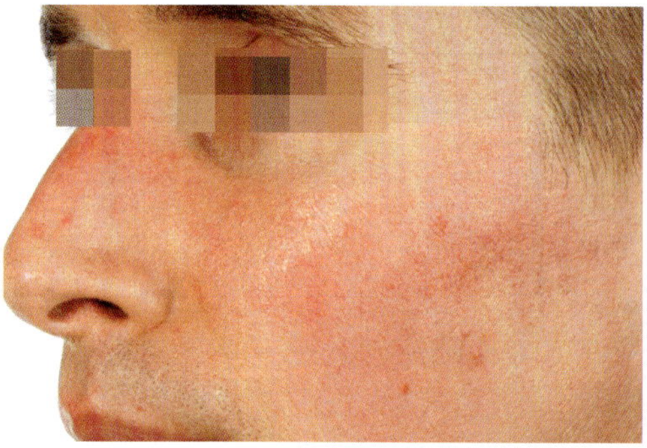

a

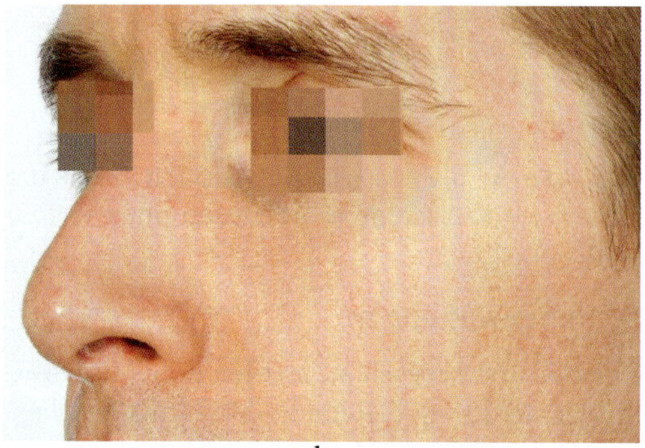

b

Abb. 4.6a+b: **a:** Erythematöse Rosazea. **b:** Abblassung des Erythems unter einer Behandlung mit Carvedilol oral einschleichend 6,25 mg/d, aktuell 25 mg/d nach 3 Wochen.

Nebenwirkungen

Schwindel, Müdigkeit und Bradykardie, Hypotonie, Mundtrockenheit, gastrointestinale Störungen, Auslösung oder Verschlechterung einer Psoriasis.

Kontraindikationen

Asthma bronchiale, ausgeprägte Hypotonie bzw. Bradykardie, einige kardiale Erkrankungen und Spätstadien peripherer Durchblutungsstörungen (Rote Liste 2019).

Anmerkungen

Aufgrund der dünnen Datenlage existiert derzeit keine explizite Empfehlung für den Einsatz von Betablockern bei der Therapie der Rosazea. Unter Beachtung kardialer Grunderkrankungen sowie der o.g. Kontraindikationen kann jedoch insbesondere bei ausgeprägter Flush-Symptomatik eine entsprechende Therapie erwogen werden (Pietschke und Schaller 2018).

Dosierung

- Carvedilol einschleichend dosieren mit 6,25 mg/d, dann bei guter Verträglichkeit wöchentlich steigern bis 31,25 mg/d.

Ein Behandlungserfolg ist oft schon bei 25 mg nach 2 Wochen zu erwarten (☞ Abb. 4.6b).

4.3.7. Ivermectin

In der Literatur sind einzelne Fälle einer erfolgreichen Therapie von therapierefraktärer Rosacea papulopustulosa bzw. rosazeaartiger Demodikose mit Ivermectin und topischem Permethrin beschrieben (Forstinger et al. 1999, Allen et al. 2007, Salem et al. 2013). Bei Entnahme eines standardisierten Cyanoacrylat-Abriss an der Wange (1 cm^2) weisen gesunde Probanden durchschnittlich 0,7 Milben/cm^2 auf. Bei Patienten mit Papeln und Pusteln liegt die Milbendichte mit 98%iger Spezifität bei über 5/cm^2. Die Milbendichte bei Patienten mit Erythem unterscheidet sich nicht signifikant von der gesunder Probanden (Forton und Seys 2019). Als neu definierter *Cut-off* gelten mehr als 15 Milben in zwei aufeinanderfolgenden Cyanoacrylat-Abrissen an identischer Stelle (Forton und De Maertelaer 2017).

Wirkung

☞ Kapitel 4.2.5.

Nebenwirkungen

Indikationsabhängig, v.a. bei der Therapie von Filarien: Diarrhoe, Nausea, Schwindel, Pruritus, Fieber, Myalgien.

Ivermectin gilt als gut verträglich, wobei Nebenwirkungen indikationsabhängig auftreten. Gravierende Nebenwirkungen wie Fieber, Myalgien, Hypotension, Verwirrtheitszustände und Lethargie bis hin zum Koma sind bei der Therapie von Filarien (insbesondere *Loa loa*) beschrieben und hängen mit der Freisetzung parasitärer Antigene zusammen (Currie und McCarthy 2010).

Kontraindikationen

Schwangerschaft, Kinder $<$15 kg KG.

Anmerkungen

Eine Therapie der Rosazea mit systemischem Ivermectin sollte Ausnahmefällen vorbehalten sein (immunkompromittierte Patienten, Demodikose). Das orale Medikament ist in Deutschland derzeit dafür nicht zugelassen.

Dosierung

Laut Literatur Einmalgabe von 200 mg/kg KG mit Wiederholung nach einer Woche) in Kombination mit topischem Permethrin (5 % 2x/d über 2 Wochen). Nach unserer Erfahrung ist eine topische Permethrintherapie über 3 Monate notwendig.

4.3.8. Rifaximin

Wirkung

Das Rifamycin-Derivat Rifaximin wird kaum resorbiert und wirkt lokal im Darm. Der Wirkstoff ist in Deutschland seit 2008 zur Behandlung der Reisediarrhoe bei Erwachsenen zugelassen (Karow und Lang-Roth 2014).

Bei Rosazea-Patienten liegt im Vergleich zu Kontrollpatienten wesentlich häufiger eine Fehlbesiedelung des Dünndarms vor (46-51 % versus 5-23 %). Auf Basis dieses Zusammenhangs wurde bereits mehrfach eine erfolgreiche Behandlung der Rosazea durch Rifaximin beschrieben (Weinstock und Steinhoff 2013, Parodi et al. 2008).

Anmerkungen

Dieses Medikament, das jedoch relativ teuer ist, könnte eine weitere Behandlungsalternative bei therapierefraktärer Rosazea sein. Allerdings fehlen derzeit klinische Studien, die die Wirksamkeit ausreichend belegen.

Dosierung

1.200 mg täglich oral über 10 Tage.

4.3.9. Weitere Wirkstoffe zur systemischen Therapie der Rosazea

Einzelne Berichte existieren über die Wirksamkeit von weiteren Antibiotika wie Cotrimoxazol, Clindamycin, Chloramphenicol und Ampicillin (Reinholz et al. 2013). Aufgrund mangelnder Erfahrung und Datenlage kann für die genannten Wirkstoffe jedoch derzeit keine Empfehlung für die Therapie der Rosazea ausgesprochen werden. Glukokortikosteroide sind in der Regel kontraindiziert, eine Ausnahme bilden Rosacea fulminans und granulomatöse Rosazea (☞ Kap. 4.6.2. und 4.6.3.).

4.4. Kombinationstherapie

In einer Kombinationsstudie wurden Patienten mit schwerer Rosazea über 12 Wochen entweder mit 1%iger Ivermectin Creme allein 1x/d behandelt oder in Kombination mit Doxycyclin 40 mg/d mit modifizierter Wirkstofffreisetzung. Die Kombinationstherapie zeigte bereits nach vier Wochen eine signifikant schnellere und stärkere Reduktion inflammatorischer Läsionen, und unter der Kombination waren in Woche 12 mehr als doppelt so viele Patienten völlig erscheinungsfrei wie unter der topischen Monotherapie. Dieser Vorteil führte aber nicht zu einem Anstieg in behandlungsbedingten unerwünschten Ereignissen oder zu einem Studienabbruch. Interessanterweise waren in beiden Behandlungsarmen nicht nur eine Verbesserung der entzündlichen Läsionen, sondern auch eine Verbesserung des die Papeln und Pusteln begleitenden Erythems, der Flushneigung und typischer Symptome wie Brennen, Stechen und Trockenheit der Haut nachweisbar (Schaller et al. 2019).

4.5. Physikalische Therapie der Rosazea

4.5.1. Therapie der Rosazea mit Licht

Therapie der Rosazea mit kollimiertem Licht/Lasertherapie der Rosazea

Bei Rosazeapatienten ist darauf zu achten, welche Rosazeaform vorliegt, denn nicht alle Formen sind mit physikalischer Therapie sinnvoll anzugehen. Insbesondere die Rosazea teleangiectatica ist gut mit dem Laser anzugehen, aber auch Teleangiektasien bei anderen Formen der Rosazea reagieren entsprechend. Alle verwendeten Lasergeräte haben als Zielchromophor das Hämoglobin in den Gefäßen und verwenden entsprechende Wellenlängen im Hamöglobin-absorbierenden Bereich. Es finden insbesondere solche Lasergeräte Verwendung im Gesichtsbereich, die keine zu starken Reaktionen hervorrufen, welche zu Narbenbildung führen würden. Gut anwendbar sind:

- KTP-Laser
- gepulste Farbstofflaser
- Argonlaser
- Diodenlaser
- gelber Laser sowie
- Blitzlampen.

Unterschiede weisen die Geräte bezüglich der Größe des Zielstrahls (2 mm bis 5 mm oder mehr) und der Nebenwirkungen auf. Bei manchen Lasergeräten ist die Reaktion sofort sichtbar und beurteilbar (Verschwinden des Gefäßes). Andere Lasergeräte führen zur Entwicklung einer Purpura (Blauverfärbung) nach der Laserung. Hier ist die Reaktion auf das Gefäß erst nach ein paar Tagen bis Wochen beurteilbar (so beim gepulsten Farbstofflaser). Dies sagt jedoch nichts über die Effektivität der jeweiligen Therapie aus, sondern lediglich über die Nebenwirkungen für die Patienten. Nach jeder Lasertherapie ist eine Kühlung der Haut mittels *cool packs* für ca. 10 Minuten sinnvoll. Des weiteren muss eine strenge Sonnenkarenz eingehalten werden bzw. täglich morgens Sonnenschutz mit Lichtschutzfaktor 50 verwendet werden. Dies sollte mindestens für 2 Monate nach der Therapie eingehalten werden (Weinkle et al. 2015).

Semiselektiv koagulierende Laser

Seit Jahren werden zahlreiche Patienten mit Teleangiektasien mit dem Argonlaser bei gutem Erfolg behandelt. Die Bestrahlungsparameter sind für die semiselektiv koagulierenden Laser ähnlich. Die Teleangiektasien werden mit dem Laserstrahl abgefahren und millimeterweise ein Impuls gesetzt. Der klinische Endpunkt ist durch ein Verschwinden des Gefäßes bzw. weißliche Koagulationspunkte im Gefäßverlauf gekennzeichnet. Zum Teil tritt als Nebenwirkung eine Krustenbildung auf; auch Hyperpigmentierungen sind möglich. Narben sind sehr selten, jedoch muss jeder Patient darüber aufgeklärt werden. Bei Patienten mit diffusem Erythem im Wangenbereich oder sehr kleinen Teleangiektasien sind die Resultate nicht optimal, da durch die einzelnen kleinen Laserimpulse, insbesondere beim Argonlaser, ein fleckiger Eindruck entsteht.

Blitzlampen-gepumpter gepulster Farbstofflaser

Behandelt wird mit einer Spotgröße von 7 mm bei leicht überlappenden Impulsen und mit Energiedichten zwischen 7 und 12 J/cm^2. Eine Besserung ist zu erzielen, allerdings sind häufig mehrere Sitzungen zum Erreichen eines guten Ergebnisses notwendig. Rezidive nach einigen Jahren sind nicht ungewöhnlich. Als mögliche Nebenwirkung sind Hyperpigmentierungen beschrieben. Eine transiente zu erwartende Nebenwirkung ist die blau-schwarze Purpura, die von wenigen Tagen bis zu 14 Tagen andauern kann. Das eigentliche Resultat der Lasertherapie ist nach einigen Wochen beurteilbar (☞ Abb. 4.7a+b).

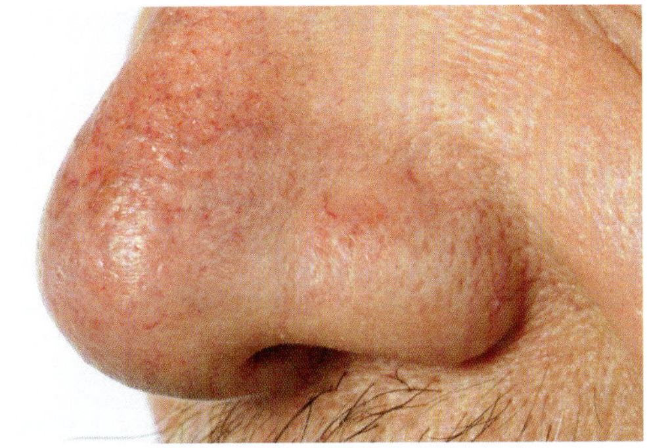

a

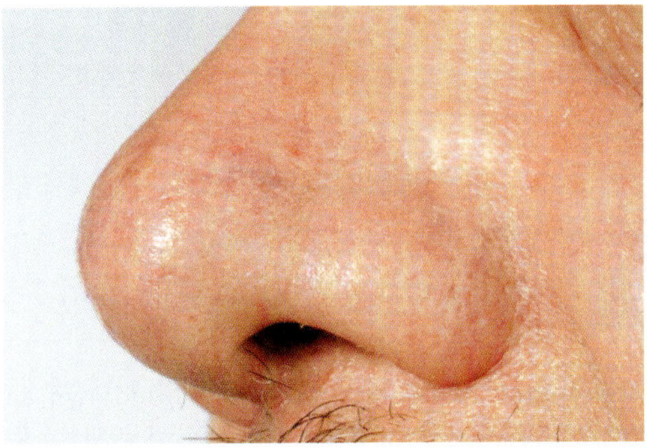

b

Abb. 4.7a+b: **a:** Patient mit Teleangiektasien auf der Nase bei Rosacea teleangiectatica vor Lasertherapie. **b:** Nach Lasertherapie.

Meist sind mehrere Behandlungen nötig. Die Ergebnisse der Lasertherapie mit dem gepulsten Farbstofflaser sind laut manchen Studien den Ergebnissen mit anderen Lasergeräten überlegen (van Zuuren et al. 2015).

Therapie der Rosazea mit der Blitzlampe – *Intensed Pulsed Light* (IPL)

Die Therapie der Rosazea mit Intensed pulsed light funktioniert ähnlich gut wie die Lasertherapie der Rosazea. Studien konnten die Besserung der Rosazea durch IPL zeigen (van Zuuren et al. 2015, Neuhaus et al. 2009, Liu et al. 2014)).

4.5.2. *Peeling* bei Rosazea

Peeling bei Rosazea wäre noch vor ein paar Jahren undenkbar gewesen. Es galt als allgemeingültig, dass Rosazeahaut *Peeling* nicht verträgt, da sie zu empfindlich reagiert. Dies ist jedoch nur zum Teil richtig. Neuere schonendere *Peeling*-Substanzen ermöglichen eine Verbesserung der Hautbarriere und damit Verbesserung des Hautzustands bei Rosazea. Für Rosazea-Patienten geeignet sind beispielsweise enzymatische Peelings mit Pflanzenextrakten aus den Schalen und Kernen der Papayafrucht (Papain) und aus der Ananas (Bromelain), die unter Zuführung von Wasser einen Schäleffekt hervorrufen und sanft die Poren reinigen. Die Datenlage ist hier allerdings noch schwach bis ungenügend. Die meisten Untersuchungen beschäftigen sich mit dem "roten Gesicht" an sich, ohne jedoch die Diagnose Rosazea klar zu stellen oder die Rosazeaform zu beschreiben. Hier werden noch weitere Studien benötigt, um den Effekt des *Chemical Peeling* auf Rosazea klar beurteilen zu können (Tung et al. 2000).

4.5.3. Manuelle Therapie der Rosazea/Ausreinigung bei Rosazea

Bei schweren Formen von Rosazea ist analog der Akne eine Ausreinigung der Papeln und Pusteln einem positiven Hautbild förderlich. Hier sollte die Ausreinigung fachmännisch bei einer medizinischen Kosmetikerin erfolgen. Nach der Behandlung kann eine Massage im Bindegewebe erfolgen.

4.6. Spezielle Therapie der Rosazea mit Beispielen

Außer den "klassischen" Phänotypen der Rosazea (Erythem, Papeln und Pusteln, Phyme, okuläre

	Tetrazykline	Makrolide	Retinoide	Betablocker	Steroide
Erythem				++	
Papeln, Pusteln	++	++	++		
Phyme			+		
Rosacea fulminans	+	++	++		++
Lupoide (granulomatöse) Rosazea	+		+		+
Steroid-Rosazea	+	+	+		
Morbus Morbihan			+		+
Ophthalmorosazea	++	++	+		

Tab. 4.3: Wirksamkeit einzelner Systemtherapien auf die verschiedenen Phänotypen der Rosazea im Überblick (Schaller et al. 2016a, b; Schaller et al. 2017, Reinholz et al. 2013, Melnik und Jansen 2012). Symbole: - keine Wirksamkeit, + gute Wirksamkeit, ++ sehr gute Wirksamkeit. Die aufgeführten Bewertungen beruhen zum Teil auch auf persönlichen Erfahrungen.

Beteiligung, Teleangiektasien) existieren noch einige weitere Manifestationen, die teilweise einer abweichenden Therapie bedürfen. Die Wirkung verschiedener Systemtherapien auf die einzelnen Subtypen ist in Tabelle 4.3 dargestellt.

4.6.1. Phymatöse Rosazea

Bei der glandulär-hyperplastischen bzw. phymatösen Rosazea bilden sich im Gesichtsbereich diffuse bzw. teils knollenartige Bindegewebshyperplasien. Am häufigsten treten diese an der Nase auf (sog. Rhinophym, auch als Knollennase bezeichnet), sie können aber auch andere Areale betreffen (☞ Tab. 4.4).

Bezeichnung	Betroffenes Areal
Rhinophym	Nase
Gnathophym	Kinn
Metophym	Stirnmitte, Glabella
Otophym	Ohrmuschel
Blepharophym	Augenlid
Philtrophym	Oberlippenregion

Tab. 4.4: Zuordnung der Phyme zu den einzelnen Gesichtsregionen (Melnik, Jansen 2012).

Therapie

Bei leichter Ausprägung niedrig dosiert Isotretinoin (10-20 mg/d über viele Monate). Bei stärkerer Ausprägung in Kombination mit operativen Verfahren (Dermabrasion, Skalpellabtragung, Laserablation) (☞ Abb. 4.8a+b; Reinholz et al. 2013, Melnik und Jansen 2012).

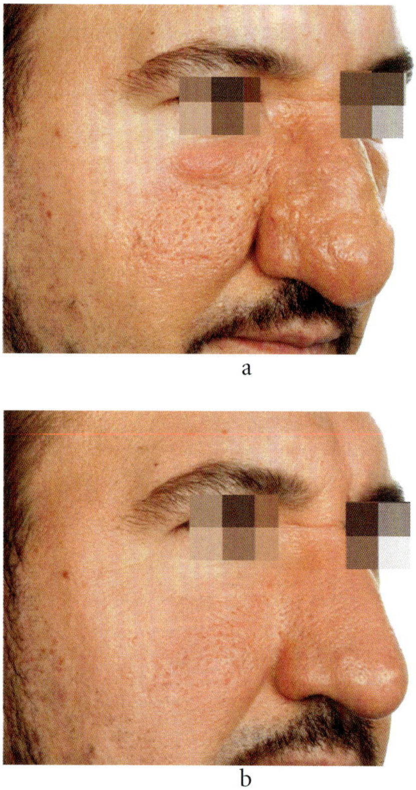

a

b

Abb. 4.8a+b: **a:** Deutliches Rhinophym und Phym an der Wange bei glandulär hyperplastischer Rosazea. **b:** Zustand nach zweimaliger operativer Abtragung der Talgdrüsen und Fibrosen bei gleichzeitiger niedrig dosierter Isotretinoin-Therapie mit 10 mg/d.

4.6.2. Rosacea fulminans

Diese Maximalvariante der Rosazea tritt im Gesichtsbereich junger Frauen, gehäuft während der Schwangerschaft, auf. Kennzeichnend sind ausgeprägte elevierte Knoten, Pusteln und Seborrhoe. Die Symptome können sich innerhalb von Tagen oder wenigen Wochen entwickeln. Auch diese schwere Rosazea heilt meist ohne Narben ab (☞ Abb. 4.9a+b), das Allgemeinbefinden ist in der Regel nicht beeinträchtigt (Reinholz et al. 2013).

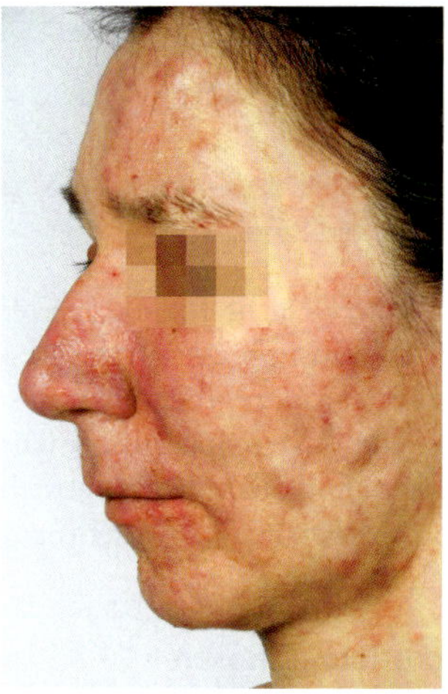

a

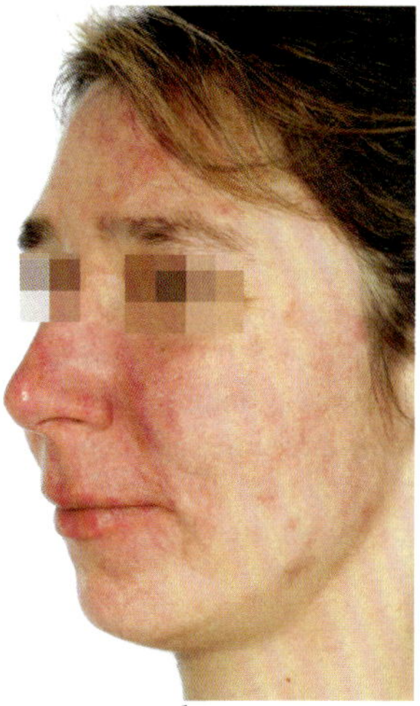

b

Abb. 4.9a+b: **a:** Rosacea fulminans. **b:** Fast vollständig Abheilung anfangs unter einer Kombination von Steroid und Isotretinoin über sechs Wochen, danach Monotherapie mit Isotretinoin 10 mg/d.

Differentialdiagnosen

Acne conglobata oder fulminans (meist Männer, Krankheitsgefühl), gramnegative Follikulitis.

Therapie

In der Regel ist eine systemische Gabe von Glukokortikoiden in einer Dosierung bis 0,5 mg/kg KG Prednisolon über mehrere Wochen (im Anschluss langsames Ausschleichen) indiziert. Bei Rezidiv unter Ausschleichen des Steroids sollte die Steroiddosis temporär wieder erhöht werden. Nach Rückbildung der Entzündungsreaktion oder auch parallel sollte eine Therapie mit niedrig dosiertem Isotretinoin oder bei Kontraindikation Doxyzyklin oder Makroliden eingeleitet werden (Jansen et al. 1994, Melnik und Jansen 2012). Unsere persönliche Erfahrung bestätigt eine sehr gute Wirksamkeit von Azithromycin 500 mg dreimal pro Woche für 4 Wochen, gefolgt von zweimal pro Woche, dann einmal pro Woche; jeweils über 4 Wochen.

4.6.3. Lupoide (granulomatöse) Rosazea

Bei dieser sehr therapieresistenten Form ungeklärter Pathogenese kommt es zu disseminierten braunrötlichen Knoten oder Papeln. Bevorzugte Lokalisationen sind Ober- und Unterlider, Jochbeinregion sowie perioral. Im Bereich der übrigen Gesichtshaut finden sich typische Zeichen der Rosazea. Eine histologische Diagnosesicherung wird empfohlen.

Differentialdiagnosen

Periorale Dermatitis, Steroid-Rosazea, kleinknotige Sarkoidose.

Therapie

Langzeit-systemisch Tetrazykline mit Doxyzyklin 40-100 mg/d (☞ Abb. 4.10a+b) oder Isotretinoin 10-20 mg/d für etwa 6 Monate in Kombination mit Glukokortikoiden (z.B. 20-40 mg/d Prednisolon über 7-14 Tage).

Die Patienten sollten über die Notwendigkeit einer monatelangen Behandlungsdauer aufgeklärt werden (Melnik und Jansen 2012, Lehmann 2005).

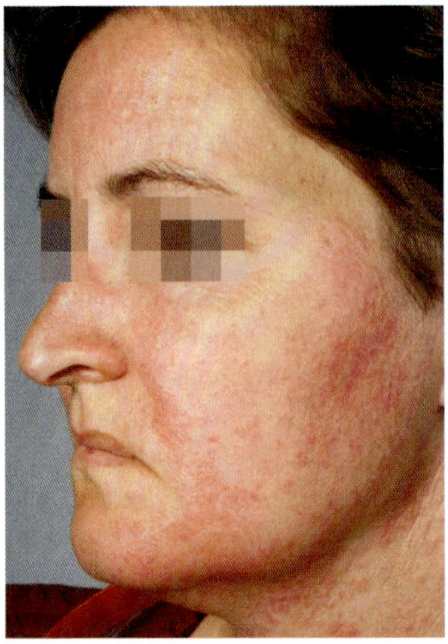

a

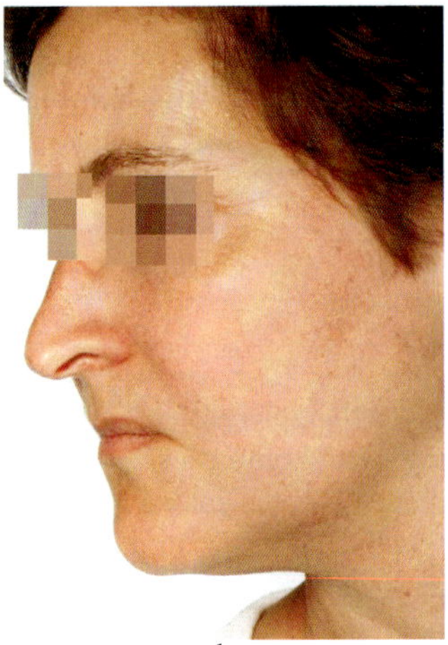

b

Abb. 4.10a+b: **a:** Lupoide Rosazea. **b:** Abheilung unter einer Langzeittherapie mit Doxyzyklin 2 mal 50 mg über Monate.

4.6.4. Steroid-Rosazea

Unter der sogenannten Steroid-Rosazea versteht man ein ausgeprägtes Rebound-Phänomen nach längerer Therapie mit glukokortikoidhaltigen Externa bzw. Interna.

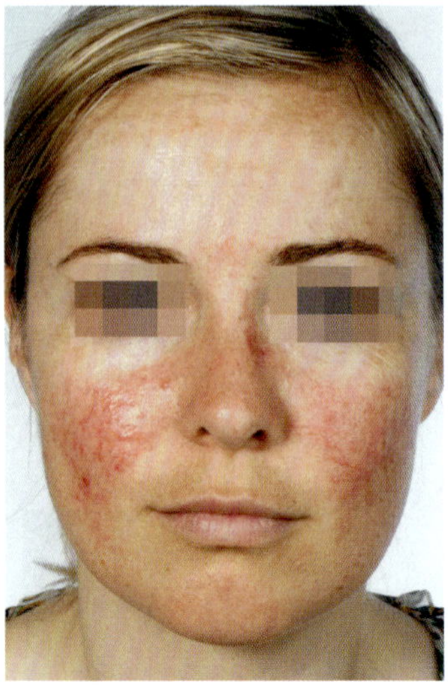

Abb. 4.11: Steroid-Rosazea.

Eine vermutete Ursache für die Exazerbation ist die lokale Immunsuppression, die das Auftreten von *Demodex folliculorum* begünstigen kann. Symptome sind Steroidatrophie, zunehmend auch Teleangiektasien, follikuläre Papulopusteln und düsterrote flächige Erytheme sowie ein Spannungsgefühl (Reinholz et al. 2013).

Differentialdiagnosen

Weitere Unterformen der Rosazea, Acne vulgaris.

Therapie

Die auslösenden topischen bzw. systemischen Steroide sollten entzogen werden. Neben einer topischen Therapie mit Ivermectin, Metronidazol, Azelainsäure oder Calcineurin-Inhibitoren ist eine Systemtherapie mit Antibiotika bzw. niedrig dosiertem Isotretinoin möglich (Reinholz et al. 2013, Melnik und Jansen 2012). Es kann zu unangenehmen Aufflammreaktionen mit temporärer deutlicher Verschlechterung kommen. Daher sind eine gute Aufklärung und Therapiebegleitung der Patienten ganz wesentlich für den Erfolg.

4.6.5. Morbus Morbihan

Bei dieser von derben Ödemen dominierten Unterform der Rosazea entstehen durch verstärkte Beteiligung der Lymphgefäße derbe Ödeme an Wangen, Nase und Stirn. Die Erkrankung tritt gehäuft in der Region Morbihan in der Bretagne auf.

Differentialdiagnosen

Melkersson-Rosenthal-Syndrom, solides Gesichtsödem bei Acne vulgaris, Nasennebenhöhlenerkrankungen.

Therapie

Niedrig dosierte Retinoide (z.B. Isotretinoin, 10-20 mg für 6-12 Monate) in Kombination mit nicht sedierenden Antihistaminika. Zusätzlich Glukokortikoide (z.B. 20-40 mg Prednisolon über 7-14 Tage mit langsamer Reduktion (Melnik, Jansen 2012).

4.6.6. Ophthalmorosazea

Unabhängig von der Schwere der kutanen Manifestation kommt es bei ca. 30-50 % der Rosazea-Patienten zu einer Augenbeteiligung in Form von rezidivierenden Chalazien, Konjunktivitis, Blepharitis und Keratitis mit Ulzerationen, wobei letztere bis zur Erblindung führen kann. Die vorwiegenden Symptome sind meist unspezifisch wie Brennen und Tränen der Augen, Fremdkörpergefühl, geröteter Lidrand sowie trockene Augen. Bei all diesen Rosazea-Patienten sollten regelmäßige augenärztliche Konsile erfolgen. Oftmals ist die Diagnose einer Opthalmorosazea schwer zu stellen, da kutane und okuläre Symptome in ihrem Schweregrad nicht miteinander korrelieren und bei 20 % der Patienten über Jahre getrennt voneinander auftreten. Die Ophthalmorosazea kann bereits im Kindesalter entstehen.

Differentialdiagnosen

Konjunktivitiden (bakteriell, viral oder allergisch), *Herpes simplex*-Virus-Keratitis, Traumata.

Therapie

Leichte Formen werden in der Regel zunächst topisch behandelt (Tränenersatzmittel bis stündlich, Reinigung der Lidkante, tetrazyklinhaltige Augensalbe). Als weitere Topika haben sich Ciclosporin (0,05 %, 2x/d), Azithromycin 1,5 % (für die ersten 2 Tage 2x, danach 1x täglich für 4 Wochen) sowie Pimecrolimus (im Bereich der Lidränder) bewährt.

Sollte dies nicht ausreichen, wird eine systemische Therapie mit Tetrazyklinen empfohlen, wobei auch eine subantibiotische Dosierung (☞ Abb. 4.12a+b) möglich ist (☞ auch Kapitel 4.3.1, Sobolewska et al. 2014).

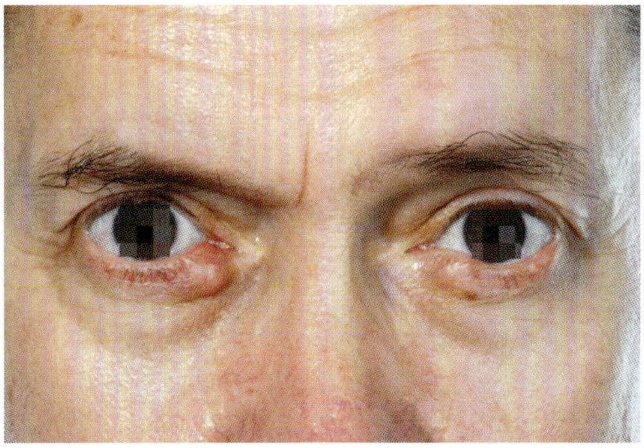

a

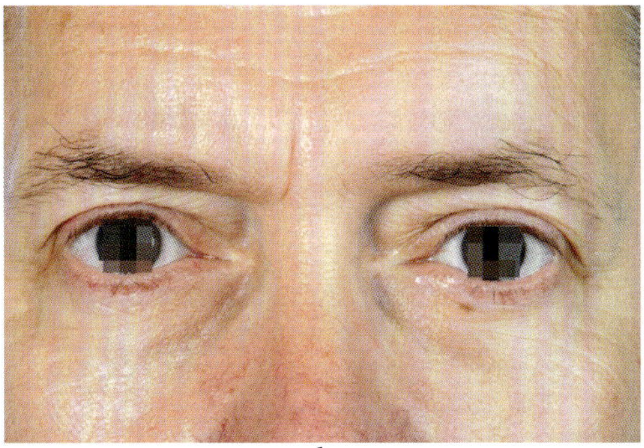

b

Abb. 4.12a+b: **a:** Okuläre Rosazea mit Verdickung der Lidränder sowie Chalazien. **b:** Deutliche Besserung bis vollständige Abheilung unter niedrig dosierter, subantibiotischer Doxyzyklintherapie.

Bei Kontraindikationen gegen Tetrazykline wie z.B. bei Kindern unter 8 Jahren können alternativ Makrolidantibiotika wie Erythromycin (30-50 mg/kg KG für 6-12 Monate) gegeben werden (Pfeffer et al 2011, Melnik und Jansen 2012, Reinholz et al. 2013). Die Ophthalmorosazea spricht des Weiteren meist gut auf eine niedrig dosierte Retinoidtherapie mit Isotretinoin 10 mg/d an (☞ Abb. 4.13a+b). Allerdings kann die Symptomatik selten auch durch die austrocknende Wirkung des Medikaments verschlechtert werden.

Die Behandlung sollte immer in Zusammenarbeit mit einem Ophthalmologen erfolgen.

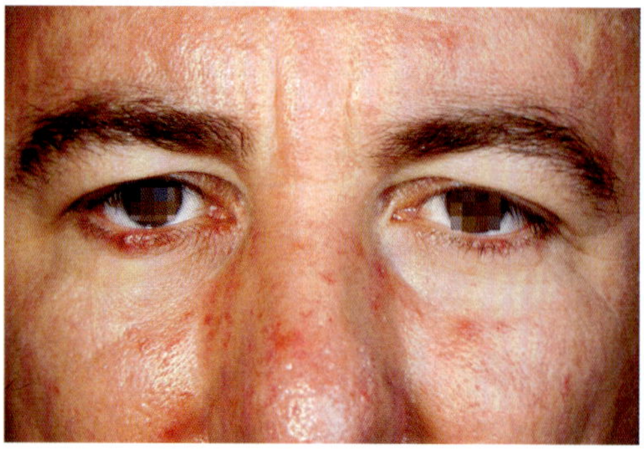

a

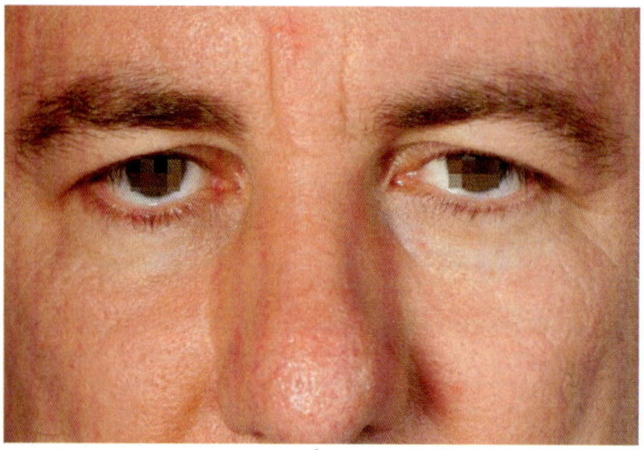

b

Abb. 4.13a+b: **a:** Rosacea papulopustulosa mit okulärer Rosazea. **b:** Abheilung unter Isotretinoin.

4.6.7. Rosazea im Kindesalter

Das klinische Bild der Rosazea im Kindesalter ähnelt dem des Erwachsenen, allerdings wurde bisher keine Ausbildung von Phymen beobachtet. Meist weisen betroffene Kinder wenige Symptome an der Haut, jedoch oft eine Augenbeteiligung auf. Die Erkrankung ist selten, wird jedoch auch häufig übersehen oder falsch diagnostiziert.

Differentialdiagnosen

Steroid-Rosazea, (granulomatöse) periorale Dermatitis, Sarkoidose, systemischer Lupus erythematodes, Acne vulgaris, Demodikose, Gianotti-Crosti-Syndrom.

Therapie

Die Therapie der Rosazea im Kindesalter ähnelt der Therapie bei Erwachsenen. Neben einer topischen Gabe von Metronidazol, Azelainsäure oder Ivermectin kann bei Kindern über 8 Jahren Doxyzyklin verabreicht werden, als Alternative bzw. bei jüngeren Kindern besser und schneller wirksame Makrolide (Kroshinsky und Glick 2006). Bei Mitbeteiligung der Augen ist eine systemische Erythromycin-Therapie mindestens über 6 Monate indiziert. Wir behandeln bis zu 12 Monate, was unserer Erfahrung nach (Gonser et al. 2017) oft einen kurativen Ansatz darstellt (☞ Abb. 4.14a+b).

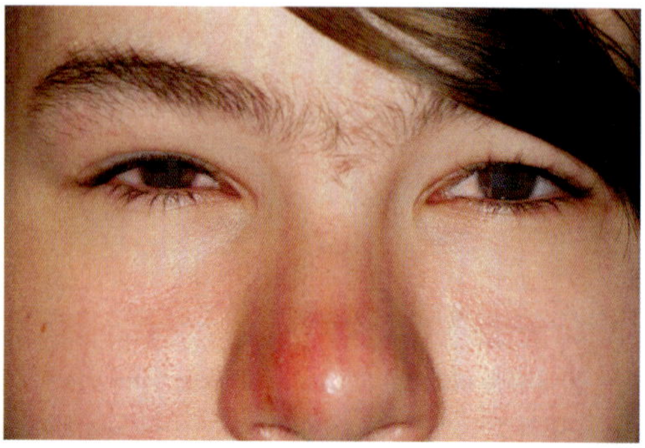

a

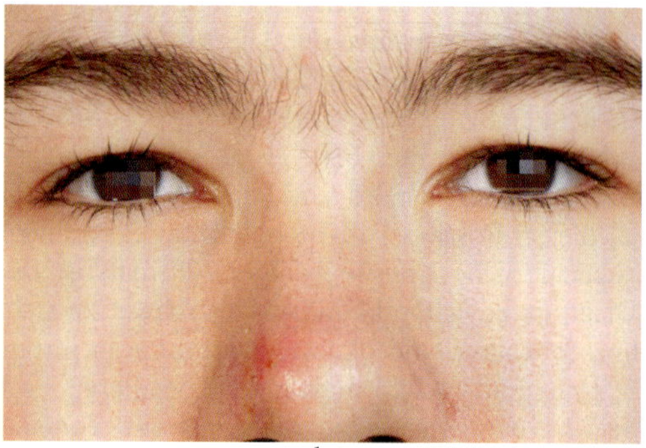

b

Abb. 4.14a+b: **a:** Okuläre Rosazea bei einem jungen Mädchen mit ausgeprägter Lichtempfindlichkeit und Blepharokonjunktivitis bei nur geringer kutaner Mitbeteiligung. **b:** Abheilung unter Doxyzyklin anfangs 2x 50 mg/d, im Verlauf 40 mg/d.

4.6.8. Rosazeaartige Hautveränderungen unter Chemotherapie mit EGF-Rezeptor-Antagonisten

Inhibitoren des EGF-Rezeptors (*epidermal growth factor*, epidermaler Wachstumsfaktor) wie beispielsweise Erlotinib, Cetuximab, Gefitinib oder Afatinib werden zur Therapie einiger fortgeschrittener Tumorerkrankungen (z.B. kolorektales Karzinom, Bronchialkarzinom, Mammakarzinom) eingesetzt. Über 90 % der Patienten entwickeln unter dieser Therapie dermale Nebenwirkungen in Form eines papulopustulösen, rosazeaartigen bzw. akneiformen Exanthems ("*rash*"). Dieses geht meist mit Schmerzen oder Juckreiz einher und betrifft hauptsächlich talgdrüsenreiche Areale (Gesicht, oberer Brust- und Rückenbereich, Kopfhaut; Homey et al. 2012, Lacouture et al. 2011, Lacouture et al. 2013). Möglicherweise führt die Therapie mit EGF-Rezeptor-Antagonisten zu einer schlechteren antimikrobiellen Abwehrlage. So konnte gezeigt werden, dass die Dichte von *Demodex folliculorum* bei diesen Patienten signifikant über der Milbendichte einer gesunden Vergleichspopulation liegt (Gerber et al. 2011).

Als systemische Therapeutika haben sich Tetrazykline (Doxyzyklin 100 mg 1x/d oder Minozyklin 2x50 mg/d) oder alternativ niedrig dosiertes Isotretinoin bewährt (☞ Abb. 4.15a+b; Gutzmer et al. 2011, Lacouture et al. 2011, Lacouture et al. 2013). Letzteres stellt unserer Erfahrung nach die effektivste Therapie dar.

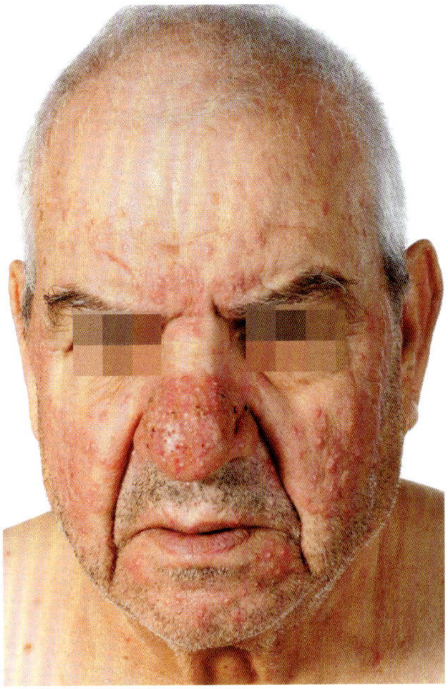

a

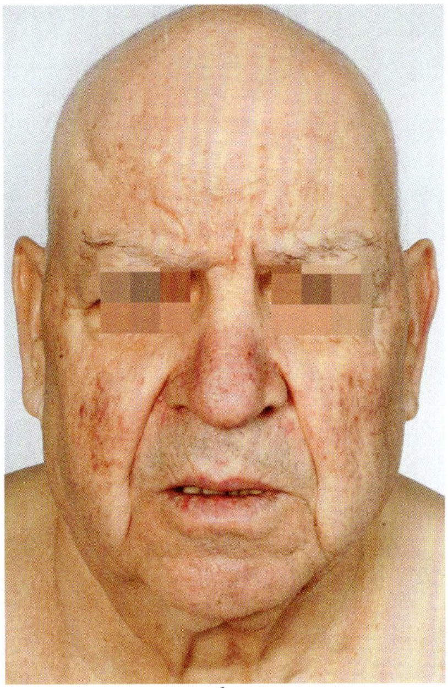

b

Abb. 4.15a+b: **a:** Cetuximab-induzierte Rosazea. **b:** Abheilung unter Isotretinoin 10 mg/d nach zwei Monaten.

4.7. Therapiealgorithmus zur Behandlung der Rosazea

In Abb. 4.16 ist ein Therapiealgorithmus zur Behandlung der Rosazea

- bei unterschiedlichen Ausgangssituationen und Manifestationsformen
- mit unterschiedlichen Optionen zur initialen und Erhaltungstherapie
- für Patientenmanagement, physikalische und medikamentöse Therapie, letzteres mit Differenzierung nach dem Zulassungsstatus verschiedener Wirkstoffe

aufgeführt.

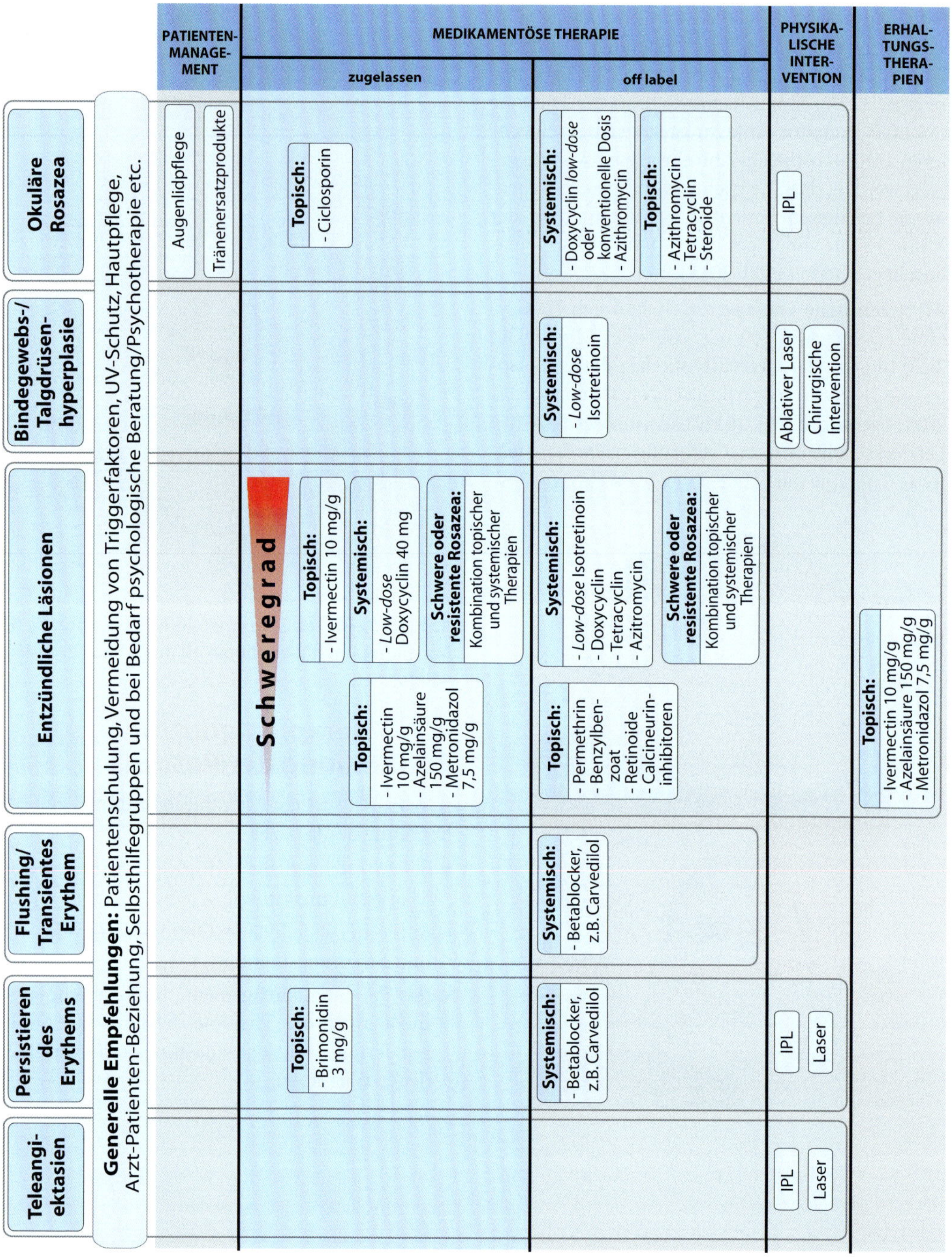

Abb. 4.16: Therapiealgorithmus zur Behandlung der Rosazea. Modifiziert nach Schaller et al. 2016b. **IPL:** *Intensed Pulsed Light*. **Hinweis:** Hinsichtlich der dargestellten *Off label*-Therapieoptionen sei darauf hingewiesen, dass die zentral gültigen ethischen und rechtlichen Voraussetzungen für die Durchführung eines individuellen Heilversuches zu beachten sind (u.a. sorgfältige Nutzen-Schadensrisiko-Abwägung, umfassende und dokumentierte Patientenaufklärung sowie dokumentierte Einwilligung des Patienten).

4.8. Literatur

1. Akamatsu H, Asada M, Komura J, Asada Y, Niwa Y (1992) Effect of doxycycline on the generation of reactive oxygen species: a possible mechanism of action of acne therapy with doxycycline. Acta Derm Venereol 72: 178-179

2. Akhyani M, Ehsani AH, Ghiasi M, Jafari AK (2008) Comparison of efficacy of azithromycin vs. doxycycline in the treatment of rosacea: a randomized open clinical trial. Int J Dermatol 47: 284-288

3. Allen KJ, Davis CL, Billings SD, Mousdicas N (2007) Recalcitrant papulopustular rosacea in an immunocompetent patient responding to combination therapy with oral ivermectin and topical permethrin. Cutis 80: 149-151

4. Altinyazar HC, Koca R, Tekin NS, Esturk E (2005) Adapalene vs. metronidazole gel for the treatment of rosacea. Int J Dermatol 44: 252-255

5. Alvarez-Elcoro S, Enzler MJ (1999) The macrolides: erythromycin, clarithromycin, and azithromycin. Mayo Clin Proc 74: 613-634

6. Antille C, Saurat J-H, Lübbe J (2004) Induction of rosaceiform dermatitis during treatment of facial inflammatory dermatoses with tacrolimus ointment. Arch Dermatol 140: 457-460

7. Bakar O, Demircay Z, Toker E, Cakir S (2009) Ocular signs, symptoms and tear function tests of papulopustular rosacea patients receiving azithromycin. J Eur Acad Dermatol Venerol 23: 544-549

8. Bormann G, Gaber G, Fischer M, Marsch WC (2001) Dapsone in rosacea fulminans. J Eur Acad Dermatol Venerol 15: 465-467

9. Bostanci O, Borelli C, Schaller M (2010) Treatment of extrafacial rosacea with low-dose isotretinoin. Act Dermatol Venereol 90: 409-410

10. Camous X, Calbo S, Picard D, Musette P (2012) Drug reaction with eosinophilia and systemic symptoms: an update on pathogenesis. Curr Opin Immunol 24: 730-735

11. Chu CY (2005) The use of 1 % pimecrolimus cream for the treatment of steroid-induced rosacea. Br J Dermatol 152: 396-399

12. Ci X, Li H, Yu Q, Zhang X, Yu L, Chen N, Song Y, Deng X (2009) Avermectin exerts anti-inflammatory effect by downregulating the nuclear transcription factor kappa-B and mitogen-activated protein kinase activation pathway. Fundam Clin Pharmacol 23: 449-455

13. Coda AB, Hata T, Miller J, Audish D, Kotol P, Two A, Shafiq F, Yamasaki K, Harper JC, Del Rosso JQ, Gallo RL (2013) Cathelicidin, kallikrein 5, and serine protease activity is inhibited during treatment of rosacea with azelaic acid 15 % gel. J Am Acad Dermatol 69: 570-577

14. Coleman MD (1993) Dapsone: modes of action, toxicity and possible strategies for increasing patient tolerance. Br J Dermatol129: 507-513

15. Currie BJ, McCarthy JS (2010) Permethrin and ivermectin for scabies. N Engl J Med 362: 717-725

16. Del Rosso JQ, Webster GF, Jackson M, Rendon M, Rich P, Torok H, Bradshaw M (2007) Two randomized phase III clinical trials evaluating anti-inflammatory dose doxycycline (40-mg doxycycline, USP capsules) administered once daily for treatment of rosacea. J Am Acad Dermatol 56: 791-802

17. Del Rosso JQ (2012) Advances in understanding and managing rosacea: part 2. The central role, evaluation, and medical anagement of diffuse and persistent facial erythema of rosacea. J Clin Aesthet Dermatol 5: 26-36

18. Forton F, Seys B, Marchal JL, Song AM (1998) Demodex folliculorum and topical treatment: acaricidal action evaluated by standardized skin surface biopsy. Br J Dermatol 138: 461-466

19. Forton FM, De Maertelaer V (2017) Two consecutive standardized skin surface biopsies: an improved sampling method to evaluate demodex density as a diagnostic tool for rosacea and demodicosis. Acta Derm Venereol 97: 242-248

20. Forton F, De Maertelaer V (2019) Erythematotelangiectatic rosacea may be associated with a subclinical stage of demodicosis: a case-control study. Br J Dermatol in press

21. Forton F, Seys B (1993) Density of Demodex folliculorum in rosacea: a case-control study using standardized skin-surface biopsy. Br J Dermatol 128: 650-659

22. Fowler J Jr, Jackson M, Moore A, Jarratt M, Jones T, Meadows K, Steinhoff M, Forstinger C, Kittler H, Binder M (1999) Treatment of rosacea-like demodicidosis with oral ivermectin and topical permethrin cream. J Am Acad Dermatol 41: 775-777

23. Fowler J, Jarratt M, Moore A, Meadows K, Pollack A, Steinhoff M, Liu Y, Leoni M (2012) Brimonidine Phase II Study Group.Once-daily topical brimonidine tartrate gel 0·5 % is a novel treatment for moderate to severe facial erythema of rosacea: results of two multicentre, randomized and vehicle-controlled studies. Br J Dermatol 166: 633-641

24. Gerber PA, Kukova G, Buhren BA, Homey B (2011) Density of Demodex folliculorum in patients receiving epidermal growth factor receptor inhibitors. Dermatology 222: 144-147

25. Goldman D (2001) Tacrolimus ointment for the treatment of steroid-induced rosacea: A preliminary report. J Am Acad Dermatol 44: 995-998

26. Gollnick H, Blume-Peytavi U, Szabó EL, Meyer KG, Hauptmann P, Popp G, Sebastian M, Zwingers T, Willers C, von der Weth R (2010) Systemisches Isotretinoin in der Behandlung der Rosazea – doxycyclin- und plazebokontrollierte, randomisierte klinische Studie. J Dtsch Dermatol Ges 8: 505-515

27. Gutzmer R, Becker JC, Enk A, Garbe C, Hauschild A, Leverkus M, Reimer G, Treudler R, Tsianakas A, Ulrich C, Wollenberg A, Homey B (2011) Management kutaner Nebenwirkungen von EGFR-Inhibitoren: Empfehlungen eines deutschen Expertengremiums für den primär behandelnden Arzt. J Dtsch Dermatol Ges 9: 195-203

28. Homey B, Gerber PA, Wollenberg A, Dirschka T, Hassel JC, Bölke E, Hauschild A, Gutzmer R (2012) Eskalationstherapie kutaner Nebenwirkungen von EGFR-Inhibitoren: Erfahrungen deutscher Referenzzentren. J Dtsch Dermatol Ges 10: 559-63

29. Hoyt JC, Ballering J, Numanami H, Hayden JM, Robbins RA (2006) Doxycycline modulates nitric oxide production in murine lung epithelial cells. J Immunol 176: 567-572

30. Hsu CC, Lee JY (2012) Pronounced facial flushing and persistent erythema of rosacea effectively treated by carvedilol, a nonselective alpha-adrenergic blocker. J Am Acad Dermatol 67: 491-493

31. Ilkovitch D, Pomerantz RG (2014) Brimonidine effective but may lead to significant rebound erythema. J Am Acad Dermatol 70: e109-110

32. Jansen T, Plewig G, Kligman AM (1994) Diagnosis and treatment of rosacea fulminans. Dermatology 188: 251-254

33. Kane NS, Hirschberg B,Qian S, Hunt D, Thomas B, Brochu R Ludmerer SW, Zheng Y, Smith M, Arena JP, Cohen CJ, Schmatz D, Warmke J, Cully DF (2000) Drug-resistant Drosophila indicate glutamate-gated chloride channels are targets for the antiparasitics nodulisporic acid and ivermectin. Proc Natl Acad Sci USA 97: 13949–13954

34. Karabulut AA, IzolSerel B, Eksioglu HM (2008) A randomized, single-blind, placebo-controlled, split-face study with pimecrolimus cream 1 % for papulopustular rosacea. J Eur Acad Dermatol Venereol 22: 729-734

35. Karow T, Lang-Roth R (Hrsg): Allgemeine und spezielle Pharmakologie und Toxikologie: vorlesungsorientierte Darstellung und klinischer Leitfaden für Studium und Praxis 2015. 23. Auflage. Pulheim 2014

36. Krause MH, Torricelli R, Kundig T, Trueb RM, Hafner J (1997) Dapson bei granulomatöser Rosazea. Hautarzt 48: 246-248

37. Kroshinsky D, Glick SA (2006) Pediatric rosacea. Dermatol Ther 19: 196-201

38. Labro MT (2004) Macrolide antibiotics: current and future uses. Expert Opin Pharmacother 5: 541-550

39. Lacouture ME, Anadkat MJ, Bensadoun RJ, Bryce J, Chan A, Epstein JB, Eaby-Sandy B, Murphy BA (2011) MASCC Skin Toxicity Study Group. Clinical practice guidelines for the prevention and treatment of EGFR inhibitor-associated dermatologic toxicities. Support Care Cancer 19: 1079-1095

40. Lacouture ME, Schadendorf D, Chu CY, Uttenreuther-Fischer M, Stammberger U, O'Brien D, Hauschild A (2013) Dermatologic adverse events associated with afatinib: an oral ErbB family blocker. Expert Rev Anticancer Ther 13: 721-728

41. Layton A, Thiboutot D (2013) Emerging therapies in rosacea. J Am Acad Dermatol 69: 57-65

42. Lebrun-Vignes B, Kreft-Jais C, Castot A, Chosidow O (2012) Comparative analysis of adverse drug reactions to tetracyclines: results of a French national survey and review of the literature. Br J Dermatol 166: 1333-1341

43. Lehmann P (2005) Rosazea. Klinik, Pathogenese, Therapie. Hautarzt 56: 871-885

44. Liu J, Liu J, Ren Y, Li B, Lu S (2014) Comparative efficacy of intense pulsed light for different erythema associated with rosacea. J Cosmet Laser Ther 16: 324-327

45. Madsen JT, Thormann J, Kerre S, Andersen KE, Goossens A (2007) Allergic contact dermatitis to topical metronidazole – 3 cases. Contact Dermatitis 56: 364-366

46. Melnik B, Jansen T. Akne und Rosazea. In: Plewig G, Landthaler M, Burgdorf W et al. (Hrsg): Dermatologie und Venerologie. 6. Auflage. Berlin: Springer Verlag, 2012, S. 1197-1229

47. Moore A, Kempers S, Murakawa G, Weiss J, Tauscher A, Swinyer L, Liu H, Leoni M (2014) Long-term safety and efficacy of once-daily topical brimonidine tartrate gel 0.5 % for the treatment of moderate to severe facial erythema of rosacea: results of a 1-year open-label study. J Drugs Dermatol 13: 56-61

48. Neuhaus IM, Zane LT, Tope WD (2009) Comparative efficacy of nonpurpuragenic pulsed dye laser and intense pulsed light for erythematotelangiectatic rosacea. Dermatol Surg 35: 920-928

49. Park H, Del Rosso JQ (2011) Use of oral isotretinoin in the management of rosacea. J Clin Aesthet Dermatol 4: 54-61

50. Parodi A, Paolino S, Greco A, Drago F, Mansi C, Rebora A, Parodi A, Savarino V (2008) Small intestinal bacterial overgrowth in rosacea: clinical effectiveness of its eradication. Clin Gastroenterol Hepatol 6: 759-764

51. Pfeffer I, Borelli C, Zierhut M, Schaller M (2011) Behandlung der Ophthalmo-Rosazea mit 40 mg Doxycyclin in teilretardierter Form. J Dtsch Dermatol Ges 9: 904-907

52. Piwnica D, Rosignoli C, de Ménonville ST, Alvarez T, Schuppli Nollet M, Roye O, Jomard A, Aubert J (2014) Vasoconstriction and anti-inflammatory properties of the selective alpha-adrenergic receptor agonist brimonidine. J Dermatol Sci 75: 49-54

53. Pye RJ, Burton JL (1976) Treatment of rosacea by metronidazole. Lancet 1: 1211-1212

54. Reinholz M, Tietze JK, Kilian K, Schaller M, Schöfer H, Lehmann P, Zierhut M, Klövekorn W, Ruzicka T, Schauber J (2013) Rosazea – S1-Leitlinie. J Dtsch Dermatol Ges 11: 768-80

55. Rote Liste, August 2019, Frankfurt/Main

56. Routt ET, Levitt JO (2014) Rebound erythema and burning sensation from a new topical brimonidine tartrate gel 0.33 %. J Am Acad Dermatol 70: e37-38

57. Salem DA, El-Shazly A, Nabih N, El-Bayoumy Y, Saleh S (2013) Evaluation of the efficacy of oral ivermectin in comparison with ivermectin-metronidazole combined therapy in the treatment of ocular and skin lesions of Demodex folliculorum. Int J Infect Dis 17: e343-347

58. Sapadin AN, Fleischmajer R (2006) Tetracyclines: Nonantibiotic properties and their clinical implications. J Am Acad Dermatol 54: 258-65

59. Schaller M, Sander CA, Plewig G (2003) Demodex abscesses: clinical and therapeutic challenges. J Am Acad Dermatol 49: 272-274

60. Schaller M, Schofer H, Homey B, Gieler U, Lehmann P, Luger TA, Ruzicka T, Steinhoff M (2016a) Aktueller Stand der systemischen Rosazea-Therapie. J Dtsch Dermatol Ges 14 Suppl 6: 29-37

61. Schaller M, Schofer H, Homey B, Hofmann M, Gieler U, Lehmann P, Luger TA, Ruzicka T, Steinhoff M (2016b) Rosazea-Management: Update über allgemeine Massnahmen und topische Therapieoptionen. J Dtsch Dermatol Ges 14 Suppl 6: 17-28

62. Schaller M, Dirschka T, Kemeny L, Briantais P, Jacovella J (2016c) Superior efficacy with ivermectin 1 % cream compared to metronidazole 0.75 % cream contributes to a better quality of life in patients with severe papulopustular rosacea: a subanalysis of the randomized, investigator-blinded ATTRACT study. Dermatol Ther (Heidelb) 6:427-436

63. Schaller M, Almeida LM, Bewley A, Cribier B, Dlova NC, Kautz G, Mannis M, Oon HH, Rajagopalan M, Steinhoff M, Thiboutot D, Troielli P, Webster G, Wu Y, Van Zuuren E, Tan J (2017) Rosacea treatment update: recommendations from the global ROSacea COnsensus (ROSCO) panel. Br J Dermatol 176: 465-471

64. Schaller M, Kemeny L, Havlickova B, Jackson JM, Ambroziak M, Lynde C, Gooderham M, Remenyik E, Del Rosso J, Weglowska J, Chavda R, Kerrouche N, Dirschka T, Johnson S (2020) A randomized study to evaluate the efficacy and safety of concomitant use of topical ivermectin 1 % cream and doxycycline 40 mg modified-release capsules versus topical ivermectin 1 % cream and placebo in the treatment of severe rosacea. J Am Acad Dermatol 82: 336-343

65. Sobolewska B, Doycheva D, Deuter C, Pfeffer I, Schaller M, Zierhut M (2014) Treatment of ocular rosacea with once-daily low-dose doxycycline. Cornea 33: 257-260

66. Stein L, Kircik L, Fowler J, Tan J, Draelos Z, Fleischer A, Appell M, Steinhoff M, Lynde C, Liu H, Jacovella J (2014) Efficacy and safety of ivermectin 1 % cream in treatment of papulopustular rosacea: results of two randomized, double-blind, vehicle-controlled pivotal studies. J Drugs Dermatol 13: 316-323

67. Stein-Gold L, Kircik L, Draelos ZD, Werschler P, Dubois J, Lain E, Baumann L, Goldberg D, Kaufman J, Tanghetti E, Ahluwalia G, Alvandi N, Weng E, Berk D (2018) Topical oxymetazoline cream 1.0 % for persistent facial erythema associated with rosacea: pooled analysis of the two phase 3, 29-day, randomized, controlled REVEAL trials. J Drugs Dermatol 17:1201-1208

68. Taieb A, Ortonne JP, Ruzicka T, Roszkiewicz J, Berth-Jones J, Peirone MH, Jacovella J (2015) The ivermectin Phase III study group. Superiority of ivermectin 1 % cream over metronidazole 0.75 % cream in treating inflammatory lesions of rosacea: a randomized, investigator-blinded trial. Br J Dermatol 172:1103-1110

69. Tung RC, Bergfeld, Vidimos AT, Remzi BK (2000) Alpha-hydroxy acid-based cosmetic procedures. Guidelines for patient management. Am J Clin Dermatol 1: 81-88

70. van Zuuren EJ, Fedorowicz Z, Carter B, van der Linden MM, Charland L (2015) Intervention for rosacea. Cochrane Database Syst Rev. 2015 Apr 28;4:CD010334. doi: 10.1002/14651858.CD010334.pub2.

71. Webster G, Schaller M, Tan J, Jackson JM, Kerrouche N, Schafer G (2017) Defining treatment success in rosacea as 'clear' may provide multiple patient benefits: results of a pooled analysis. J Dermatolog Treat 28: 469-474

72. Weinkle AP, Doktor V, Emer J (2015) Update on the management of rosacea. Clin Cosmet Invest Dermatol 8: 159-177

73. Weinstock LB, Steinhoff M (2013) Rosacea and small intestinal bacterial overgrowth: prevalence and response to rifaximin. J Am Acad Dermatol 68: 875-876

5. Abkürzungsverzeichnis

Abkürzung	Bedeutung
AMP	Antimikrobielles Peptid
CAM	Zelladhäsionsmolekülen
CCL	Cystein-Cystein-Chemokin
CGRP	*Calcitonin gene-related peptide*
CXCL	Cystein-X-Cystein-Chemokin
/d	pro Tag
DAMP	*Damage-associated molecular pattern molecules*
DLQI	*Dermatology Life Quality Index*
DRESS-Syndrom	*Drug Rash with Eosinophilia and Systemic Symptoms*
EGFR	*Epidermal growth factor receptor*
ER-Stress	*Endoplasmic reticulum stress*
IgG	Immunglobulin G
IL	Interleukin
IPL	*Intensed Pulsed Light*
KG	Körpergewicht
KTP	Kaliumtitanylphosphat
MMP	Matrix-Metalloproteinasen
NK	Natürliche Killerzellen
NRS	*National Rosacea Society*
PACAP	*Pituitary adenylate cyclase-activating polypeptide*
PAMP	*Pathogen associated molecular patterns*
PAR	*Protease-activated-receptors*
PNS	Peripheres Nervensystem
PRR	*Pattern Recognition Receptors*
ROS	Reaktive Sauerstoffspezies
ROSCO	*ROSacea COnsensus*
TH1	Typ 1 T-Helfer-Zelle
TLR2	*Toll-like*-Rezeptor 2
TNF	Tumornekrosefaktor
TRP-Kanäle	*Transient receptor potential channels*
TRPA1	TRP-Ankyron-Rezeptor 1
TRPV1	TRP-Vanilloid-Rezeptor 1
UV-Licht	Ultraviolettes Licht (Wellenlängen von 100 nm bis 380 nm)
VEGF	*Vascular endothelial groth factor*
VIP	*Vasoaktive intestinal peptide*
ZNS	Zentralnervensystem

Tab. 5.1: Im Buch verwendete Abkürzungen und deren Bedeutung.

Index

T

U

V

Z